海外館藏中醫古籍珍善本輯存（第一編）

第三十册

劉金柱　羅　彬　主編

薛氏醫按（二）

廣陵書社

醫案醫話類

薛氏醫按（二）

〔明〕徐彦純 〔明〕薛鎧 〔明〕薛己 編著

本草發揮卷之三　薛氏醫按

會稽徐彥純編　吳郡薛　鎧校
新　都　吳中珩閱

本部五十五種

桂

成聊攝云桂枝能泄奔豚又云辛甘發散爲陽桂枝之辛甘以和肌表又云辛以散之下焦畜血散以桂枝辛熱之氣也潔古云補下焦熱火不足治沉寒錮冷及表虛自汗春夏二時爲禁藥也主治秘訣云滲泄止渴去榮衛中之風寒傷寒論發汗用桂枝者乃桂條非身幹也取其輕薄而能發散今又有一種柳桂乃桂枝嫩小枝條也尤宜入治上焦藥用也主治秘訣云桂枝性熱味辛甘氣味俱薄體輕而上行

浮而升陽也亦用有四去傷寒頭痛開腠理解表去皮膚風濕
東垣云肉桂味辛甘大熱純陽溫中利肺氣發散表邪去榮
衛中風寒秋冬治下部腹痛非桂不能止之○又云桂枝味
辛性熱氣味俱輕陽也升也故能上行發散於表收內寒則
用牡桂辛熱散經寒引導陽氣若熱以使正氣虛者以辛潤
之散寒邪治奔豚又云或問本草言桂能止煩出汗仲景或
云復發其汗或云先其時發汗或云當以得汗解或云當發
汗更發汗并發汗宜桂枝湯凡數處言之則是用桂枝發汗
也又云無汗不得服桂枝又云汗家不得重發汗又云發汗
過多者用桂枝甘草湯則是用桂枝閉汗也一藥二用如何
明得仲景發汗閉汗與本草之義相通為一荅曰本草言桂
味辛甘大熱無毒能宣導百藥通血脈止煩出汗者是調其

血而汗自出也仲景云藏無他病發熱自汗者此是衛氣不和也又云自汗者爲榮氣不和榮氣不和則內外不諧蓋衛氣不與榮氣相和諧也若榮氣和則愈矣故用桂枝湯調和榮衛榮衛既和則汗自出風邪由此而解非桂枝能開腠理而發出汗也昧者不解閉汗之意凡見傷寒病者便用桂枝湯發汗若與中風自汗者其效應如桴鼓因見其取效而病愈則曰此桂枝發汗出也遂不問傷寒無汗者亦皆與桂枝湯誤之甚矣故仲景言無汗不得服桂枝是閉汗孔也又云發汗多又手自冒心心下悸欲得按者用桂枝甘草湯此亦是閉汗孔也又云汗家不得重發汗若用桂枝湯是重發其汗也凡桂枝湯下言發字當認作出字是汗自然出也非若麻黃能開腠理而發出汗也本草出二字亦文有通血脉一

句此非三焦衛氣皮毛中藥此乃榮血中藥也如此則出汗二字當認作榮衛和自然汗出耳非是桂枝開腠理發出汗也故後人用桂治虛汗讀者當逆察其意可也噫神農作之於前仲景述之於後前聖後聖其揆一也

海藏云桂有菌桂牡桂筒桂肉桂板桂桂心官桂之類用者罕有分別大抵細薄者爲枝爲嫩厚脂者爲肉爲老但不用粗皮止用其心中者爲桂心也衍義云桂大熱素問云辛甘發散爲陽故漢張仲景桂枝湯治傷寒表虛皆須用此藥是專用辛甘之意也本草云療寒以熱故知獨有一字桂者本草言甘辛大熱正合素問辛甘發散爲陽之說也然本經止言桂而仲景又言桂枝者蓋只取其枝上皮其本身麄厚處不中用今又謂之官桂不知何緣而立名或云官字即觀字

之文蓋産于觀州者佳故號觀桂也深處後世以爲別物故於此書之然筒桂厚實氣味重者宜入治藏及下焦藥輕薄者宜入治頭目發散藥故本經以菌桂養精神牡桂利關節仲景傷寒發汗用桂枝桂枝者桂條也非身幹也取其輕薄而能發散一種柳桂乃小嫩枝條也尤宜入上焦藥仲景湯液用桂枝發表用肉桂補腎本乎天者親上本乎地者親下理之自然此藥能護榮氣而實衛氣桂枝發表則在足太陽經桂心入心則在手少陰經

丹溪云桂虛能補此大法也仲景救表用桂枝非是表有虛以桂補之也蓋衛有風邪故病自汗以桂枝發其風邪衛和則表密汗自止非桂能收汗而用之也今衍義云乃謂仲景治表虛誤矣本草止言出汗正是內經辛甘發散之意後人

用桂止汗失經旨矣名曰官桂者以桂多品取其品之高者可以充貢而名之曰官桂乃貴之之辭也桂心者以皮之肉厚去其粗而無味者止留近本一層其味辛甘者故名之曰桂心乃美之之辭也何必致疑若此乎

胡椒

丹溪云屬火而有金性燥食之快膈喜食者衆大傷脾胃肺氣久則氣大傷凡病氣疾人益大其禍也

蔓荊實

潔古云氣清味辛溫治太陽頭痛頭沉昏悶除目暗散風邪之藥也胃虛人不可服恐生痰疾主治秘訣云苦甘陽中之陰凉諸經之血熱止頭痛目暗

蜀椒

潔古云氣溫味辛主邪氣溫中除寒痺堅齒髮明目利五臟

凡須用炒去汗及合口者

東垣云蜀椒味辛溫大熱純陽溫中明目逐骨節皮膚死肌

寒濕痺痛又云蜀椒去汗辛熱以潤心寒

丹溪云紅椒屬火而有水與金有下達之能所以其子名曰

椒目止行滲道不行穀道能下水燥濕世人服椒者無不被

其毒以其久久則火自水中起誰能禦之

吳茱萸

成聊攝云寒淫於內治以甘熱佐以苦辛吳茱萸生薑之辛

以溫胃

潔古云治寒在咽嗌塞胸中經云咽膈不通食不可下食則

嘔令人口閉目瞪寒邪所結氣不得上下此病不已令人寒

中腹滿膨脹下利寒氣用之如神諸藥不可代也主治秘訣云性熱味辛氣味俱厚氣浮而味降陰中陽也其用有四去胸中滿止心痛治感寒腹痛消宿酒爲白豆蔻之佐也

東垣云治胸中氣逆不宜多用辛熱恐損元氣入足太陰脾經又云心腹疼痛温中下氣温胃去痰冷

海藏云吳茱萸入足太陰足厥陰少陰震坤合爲其色緑仲景吳茱萸湯當歸四逆湯大温脾湯及脾胃藥皆用此也衍義云須擦湯中浸去苦烈凡六七過始可用此物下氣最速腸虚人服之愈甚

益智子

潔古云氣熱味辛治脾胃中寒邪和中益氣治人多唾當於補中藥内兼用之不可多服

海藏云主君相二火手足太陰足少陰本是脾藥在集香丸則入肺在四君子湯則入脾在鳳髓丹則入腎蓋脾肺腎互用者有子母相關之意

厚朴

成聊攝云厚朴之苦以泄腹滿又云燥淫於內治以苦溫厚朴之苦以下結燥

潔古云能除腹脹若元氣虛弱雖腹脹宜斟酌用之寒脹是也大熱藥中兼用結者散之乃神藥也誤服脫人元氣切禁之主治秘訣云性溫味苦氣味俱厚體重濁而微降陰中陽也平胃氣去腹脹孕婦忌之

東垣云厚朴味苦而辛大溫陽中之陰專去腹脹滿去邪氣又云腹脹用薑製厚朴

海藏云經言治中風傷寒頭痛溫中益氣消痰下氣厚腸胃去腹脹滿果泄氣乎益氣乎若與枳實大黃同用則能泄實滿經云消痰下氣者是也若與陳皮蒼术同用則能泄濕滿經云溫中益氣者是也治與解利藥同用則治傷寒頭痛與治痢藥同用則厚腸胃大抵苦溫用苦則泄用溫則補衍義云平胃散中用之最調中至今此藥盛行既能溫脾胃氣又能走冷氣為世所須也加減隨證如五積散治疫同功

丹溪云屬土而有火氣藥也溫而能散瀉胃中之實也而平胃散用之佐以蒼术正為瀉上焦之濕平胃土不使之太過而復其平以致於和而已非謂溫補脾胃也習以成俗皆謂之補哀哉又云厚朴能治腹脹因其味辛以提其氣

丁香

東垣云丁香味辛温純陽去脾胃中寒止霍亂又云氣血盛者不可服丁香益其氣也

海藏云治翻胃腎氣奔豚氣陰痛壯陽煖腰膝消痃癖除冷勞與五味子廣茂同用亦治奔豚氣泄肺寒補胃大治腎氣入手太陰足陽明少陰

丹溪云屬火而有金補瀉能走夫人口居上而地氣出焉肺行清令與脾氣相和惟有潤而甘芳自適焉有所謂口氣病者乎口有氣而已自嫌之以其脾有鬱火溢入肺中失其清和甘美之意而濁氣上干此所謂爲口氣病也若以丁香含之揚湯止沸爾惟以香薷煮汁飲之其效甚捷

沉香

潔古云辛熱純陽補右腎命門

東垣云能養諸氣上而至天下而及泉與藥爲使最相宜也

又云沉香調中補五藏益精壯陽補腎煖腰膝去風水毒腫去惡氣邪氣又云重可去怯以沉香辛温體重清氣去怯安神

檀香

潔古云陽中微陰主心腹霍亂中惡引胃氣上升進飲食

東垣云能調氣而清香引芳香之物上行至極高之分最宜橙橘之屬佐以薑棗將以葛根豆蔻縮砂益智通行陽明之經在胸膈之上處咽嗌之中同爲理氣之藥入手太陰足少陰

梔子

成無已云苦以湧之梔子之苦以湧虛煩

潔古云性寒味苦氣薄味厚輕清上行氣浮而味降陽中陰也其用有四去心經客熱除煩躁去上焦虛熱療風熱是爲

四也又云梔子氣寒味微苦治心煩懊憹煩不得眠心神顛倒欲絶血滯小便不利又云苦純陽止渴

海藏云仲景用梔子治煩胸爲高之分也故易老云輕飄而象肺色赤而象火故能瀉肺之火也本草不言吐仲景用此爲吐藥梔子本非吐藥爲邪氣在上拒而不納故令人上吐邪因得以出經曰高者因而越之此之謂也或用梔子利小便實非利小便淸肺也肺氣清而化膀胱爲津液之府小便得以出也本經云治大小腸熱辛與庚合又與丙合又能泄戊其先入中州故也去皮泄心火連皮泄肺火入手太陰手少陰經梔子豉湯治煩躁煩者氣也躁者血也氣主肺血主腎故用梔子以治肺煩用香豉以治腎躁煩躁者懊憹不得眠也少陰虚滿者加甘草若嘔噦者加生薑橘皮下後腹滿

而煩梔子厚朴枳實湯下後身熱微煩梔子甘草乾薑湯梔子大而長者染色不堪入藥皮薄而圓七稜至九稜者名山梔子所謂越桃者是也衍義云仲景治傷寒汗吐下後虚煩不得眠若劇者必反覆顛倒心中懊憹以梔子豉湯治之因虚故不用大黄有寒毒故也梔子雖寒無毒治胃中熱氣既亡血亡津液藏府無潤養内生虚熱非此物不可除也又治心經留熱小便赤澀去皮山梔子火炮大黄連翹甘草炙等分末之水煎三二錢七服之無不効張仲景傷寒論及古今名醫治發黄皆用梔子茵陳香豉甘草等分四物作湯飲之又治大病起勞復皆用梔子鼠矢等湯並小利而愈其方極多不可悉載用仁去心胸中熱用皮去肌表間熱

丹溪云山梔子屈曲下行降火又能治脇中之火也

蘗皮

成聊攝云蚘得甘則動得苦則安黃連黃蘗之苦安蚘

潔古云治腎水膀胱不足諸痿厥腰腳無力於黃芪湯中少加用之使兩足膝氣力湧出痿軟即時去矣蜜炙此一味爲細末治口瘡如神癱瘓必用之藥也主治秘訣云性寒味苦氣味俱厚沉而降陰也其用有六瀉膀胱龍火一也利小便熱結二也除下焦濕腫三也治痢疾先見血四也去臍下痛五也補腎氣不足壯骨髓六也二製則治上焦單製則治中焦不製則治下焦也既能泄瀉膀胱火亦能利竅小便黃用蘗之又濕者加澤瀉

東垣云黃蘗味辛苦苦厚辛微陰中之陽降也太陽經引經之藥瀉膀胱經火補本經及腎不足若寒安蚘補下焦虛堅

腎經曰苦以堅之凡痿厥除濕藥中不可缺也

海藏云足少陰之劑腎苦燥故骨停濕也梔子黃芩入肺黃連入心黃蘗入腎燥濕所歸各隨其類也活人解毒湯上下內外通治之

丹溪云蘗皮屬金而有水與火走手厥陰經而有瀉火補陰之功香頰瘡多生於臍用之以配細辛治口瘡有奇効

地骨皮

潔古云氣寒味苦解骨蒸肌熱主消渴風濕痹堅筋骨主治

秘訣云屬陰凉血去骨取皮用去肌熱及骨中之熱

東垣云地骨皮大寒純陰凉血云皮膚骨節間熱又治表有風寒熱邪自汗又云地骨皮瀉腎火總治熱在外地爲陰骨爲裏皮爲表也又云四物湯內加地骨皮牡丹皮治婦人骨

[illegible]云地骨皮治足少陰手少陽有汗而骨蒸者

海藏云入足少陰經手少陽經

枳實

成聊攝云枳實味苦寒潰堅破積

潔古云去胃氣濕熱主治秘訣云氣味升降與枳殼同其用有五主心下痞一化胸脇痰二消宿食三散敗血四破堅積五凡治心下痞及宿食不消並用枳實黃連

東垣云枳實味苦微寒苦以泄之治心下痞潔古用治脾經積血故能去心下痞脾無積血則心下不痞散氣消宿食苦寒炙用以泄氣除內熱

海藏云欲益氣則佐之以人參乾薑白朮破氣則佐之以大黃牽牛芒硝此本經所以言益氣而復言消痞也非白朮不

能去濕非枳實不能除痞殼主高而實主下高者主氣下者主血主氣者在胸膈主血者在心腹仲景治心下堅大如盤水飲所作枳實白术湯主之枳實七枚白术三兩水一斗煎至三升分三服腹中軟即消衍義云枳殼枳實一物也小則其性酷而速大則其性詳而緩故仲景治傷寒倉卒之病承氣湯中用枳實此其意也皆取其疎通決泄破結實之義他方但導散風壅之氣可常服者故用枳殼其意如此故胸中痞有桔梗枳殼湯心下痞有枳實白术湯高低之分易老詳定為的也

丹溪云枳實瀉痰能衝墻倒壁滑竅瀉氣之藥

枳殼

潔古云治胸中痞塞泄肺氣凡氣刺痛用枳殼看何經分以

引經藥導之破滯氣亦用枳殼高者用之然能損胸中至高之氣止可二三服而已主治秘訣云性寒味苦氣厚味薄浮升而微降陰中陽也其用有四破心下堅痞一利胸中氣二化痰三消食四然不可多用多則損胸中至高之氣

東垣云氣血弱者不可服枳殼以其損氣也

豬苓

成聊攝云淡味滲泄爲陽豬苓茯苓之甘以行小便

潔古云大燥除濕比諸淡滲藥大燥亡津液無濕證勿服主治秘訣云性平味淡氣味俱薄升而微降陽也其用與茯苓同云心中懊憹

東垣云豬苓味甘苦而淡性平甘重於苦陽也苦以泄滯甘以助陽淡以利竅故能除脾濕而利小便也

海藏云：治妊娠淋及治妊娠從肺上至腹腫脹小便不利仲景治少陰渴者用猪苓湯入足太陽少陰經衍義云行水之功多久服必損腎氣昏人目

茯苓

成聊攝云茯苓以伐腎邪又云脾惡濕甘先入脾茯苓白术之甘以益脾逐水又云津液少者以甘潤之茯苓白术之甘緩脾生津

潔古云止消渴利小便除濕益燥和中益氣利腰臍間血爲主治小便不通溺黄或赤而不利如小便利或數服之則大損人目如汗多人服之損元氣夭人壽鑒言赤瀉白補上古無此說主治秘訣云性温味淡氣味俱薄浮而升陽也其用有五止瀉一利小便二開腠理三除虚熱四生津液五也又

云茯苓淡為在天之陽也陽當上行何謂利水而泄下經云氣之薄者乃陽中之陰所以茯苓利水而泄下亦不離乎陽之體故入手太陽

東垣云茯苓味甘而淡性平陽也淡能利竅甘以助陽除濕之聖藥也味甘平補陽益脾逐水平火寒淫所勝小便不利用淡味滲泄為陽也治水緩脾生津液止渴導氣又云分陰陽而導濕

海藏云入手足少陰手足太陽也白者入庚辛壬癸色赤者入丙丁伐腎邪小便多則能止之小便澀則能利之與車前子相似雖利小便却不走氣酒浸與光明硃砂同用能秘真其味甘平如何是利小便

丹溪云茯苓屬金得松之餘氣所成仲景利小便多用之此

治暴病新病之要藥若久病陰虛者恐未爲相宜

檳榔

潔古云治後重如神性如鐵石之沉重能墜諸藥至於下主治秘訣云性温味苦氣薄味厚沉而降陰中陽也破滯氣下行泄胸中至高之氣

東垣云檳榔辛而苦性温味厚氣輕陰中陽也苦以泄滯氣辛以散風邪專破滯氣下行

槐實

潔古云槐實苦酸凉大腸熱槐花亦同

東垣云槐實味苦酸鹹寒治口齒風五内邪氣熱止涎唾治大腸熱婦人乳瘕○槐花味苦平純陰凉大腸熱去皮膚風腸風瀉血

琥珀

潔古云屬陽利小便清肺

東垣云琥珀味甘平純陽安五藏定魂魄殺精魅消瘀血通

五淋利小便

丹溪云屬陽金古方利小便以燥脾土有功蓋脾能運化肺

自下降故小便可通若因血少不利者用之反致燥急之苦

又云能長肌肉

烏藥

海藏云氣厚於味陽也入足陽明少陰經

藿香

潔古云性温味苦氣厚味薄浮而升陽也補胃氣進飲食去

枝莖用葉

東垣云藿香芳馨之氣特助脾開胃止嘔

海藏云温中快氣治口臭上焦壅煎湯漱口入手足太陰經入匀氣烏藥則補肺入黃芪四君子則補脾

乾漆

丹溪云漆屬金而有水與火性急能飛補近用為去積滯之藥若用之中節積去後補性内行人不知也

皂莢

海藏云仲景治咳逆上氣唾濁但坐不得臥皂莢丸主之杵皂莢末一物蜜丸梧子大棗湯下一丸日三夜一活人治陰毒正陽散内皂角引入厥陰經也用之有蜜炙酥炙燒灰之異宜從本方

丹溪云皂角刺治癰疽已潰能引至潰處

山茱萸

潔古云味酸陽中陰也温肝藏

東垣云山茱萸味酸平微温陰中之陽主心下邪氣寒熱

助水藏除一切風逐一切冷

海藏云入足少陰厥陰經聖濟經云滑則氣脫澀劑所以收之山茱萸之澀以收其滑仲景八味丸用爲君主如何澀劑以通九竅雷公用之去核取肉四兩緩火熬用能壯元氣秘精核滑精故去之

側栢葉

丹溪云栢屬陰金性善守故採其葉隨月建方以取其多得月令之氣也此補陰之要藥其性多燥久得之大益脾土以滋其肺

紫葳花

丹溪云淩霄花治血痛之要藥也且補陰甚捷盖有守而能獨行婦人方中宜用

酸棗仁

海藏云胡洽治振悸不得眠用人參白术茯苓甘草生薑酸棗仁炒香六物煮服本草註治膽虚不眠寒也酸棗仁炒爲末竹葉調湯服出聖惠方　治膽實多睡熱也酸棗仁生用一錢臘茶二錢薑汁調服出濟衆方

桑根白皮

海藏云入手太陰經甘厚辛薄甘以固元氣之不足辛以瀉肺氣之有餘

訶梨勒

東垣云訶梨勒味苦而酸性平味厚陰也苦重酸輕經云肺苦氣上逆急食苦以泄之以酸補之苦重能泄肺氣酸輕不能補肺故嗽藥中不用

丹溪云訶子下氣以其味苦而性急喜降經曰肺苦急食苦以瀉之謂降而下是也其氣實者宜之若氣虛者似難輕服

又云訶子能治肺氣因火傷極遂欝遏脹滿蓋其味酸苦有收斂降火之功故也

郁李仁

潔古云苦辛陽中之陰主破血潤燥

東垣云郁李仁味酸平陰中之陽主大腹水腫面目四肢浮腫治大便氣結燥澀滯不通七聖丸中用之專治氣燥

巴豆

成無己云巴豆之辛用以散實

潔古云性熱味苦氣薄味厚體重而沉降陰也其用有三導氣消積一去藏府停寒二消化寒涼及生冷硬物所傷三也

又云巴豆辛陽去胃中寒積

東垣云巴豆味辛溫生溫熟寒去胃中寒濕蕩滌五藏六府開通閉塞

海藏云斬關奪門之將不可輕用大宜詳審藥性論云得火良若急治爲水穀道路之劑則去皮心膜油生用若緩治爲消堅磨積之劑則炒烟出令紫黑色用可以通腸可以止泄世所不知也仲景治百病客忤備急丸主之巴豆杏仁例用加減寒熱佐使五色并餘例並見醫壘元戎

丹溪云去胃中寒積無寒積勿用

乳香

潔古云辛熱純陽補腎及定諸經之痛

東垣云乳香味苦辛熱純陽療風水腫毒去惡風心腹痛

丸散用之微炒殺毒得不粘

胡梧淚

潔古云味鹹治瘰癧非此不能除

東垣云胡梧淚味酸苦大寒主大毒熱心腹煩滿水和服之

即吐

芫花

成聊攝云辛以散之芫花之辛以散飲

海藏云仲景治太陽中風脇下痛嘔逆者可攻十棗湯主之

胡洽治痰癖飲癖加以大黄甘草大戟甘遂與芫花共五物

同煎恭以相反主之欲其大吐也夫水者肺腎胃三經所主有五藏六府十二經之部分上而頭目中而四肢下而腰臍外而皮毛中而肌肉内而筋骨脉有尺寸之殊浮沉之異不可輕瀉當知病在何經何藏而府用之若誤用則害深矣然而此藥大意泄濕

蘇木

潔古云性凉味甘酸而微辛陽中之陰發散表裏風氣破死血

東垣云味甘而酸辛性平甘勝於酸辛去風與防風同

楝實

潔古云楝實入心經止下部腹痛又云味酸苦陰中之陽心暴痛者非此不能除

樗木皮

丹溪云臭椿根皮性凉而能澀血

棠毬子

丹溪云棠毬子消食積行結氣建胃催瘡疹治婦人兒枕痛

濃煎此藥汁入砂糖調服立効

松節

丹溪云松屬陽金用其節炒焦治筋骨間病能燥血中之濕

松花多食能發上焦熱病

五倍子

丹溪云五倍子屬金與水噙口中善收頑痰有功且解諸熱毒

楓香脂

丹溪云楓香屬金而有水與火性疎通故木易有虫穴其液名白膠香爲外科家要藥近世不知誤以爲松脂之明瑩者

甚失本經之意

桑上寄生

丹溪云桑寄生藥之要品也自圖經已下失之而俗醫又不識其的惜哉以其生於近海州邑及海外其地暖不蠶從事者眾由是桑木得氣之厚生意濃郁而無採捋之苦但桑上自然生出且所生處皆是光澤皮膚之上何曾所謂節間可容他樹子耶此說得之海南北道憲僉老的公云

合歡

丹溪云合歡屬土而有水與金補陰之有捷功者長肌肉續筋骨槩可見矣而外科家曾錄用何歟

龍腦

東垣云龍腦入腎治骨病

丹溪云龍腦屬火世知其寒而通利然未達其熱而輕浮飛揚局方但喜其香而貴細故動輒與射香同用而爲桂附之佐殊不知人身之陽易於動陰易於虧幸試思之

墨

丹溪云墨屬金而有火與水入藥甚助補性

杉材

丹溪云杉屬陽金而有火用節作湯浸洗以治脚氣腫痛言用屑者非也

烏臼木

丹溪云烏臼解蛇毒有功

淡竹葉竹瀝

潔古云竹葉苦陰中微陽凉心經

東垣云竹葉辛平除熱緩脾而益元氣
丹溪云竹瀝本草言大寒泛觀其意以與石膏黃芩黃連等同類而諸方治胎前產後諸病及金瘡口噤與血虛自汗消渴尿多皆是陰虛之病無不用之產後不得虛胎前不損子夫何世俗因大寒二字棄而不用縮手待盡豈不哀哉內經云陰虛則發熱大寒而能補正與病對薯蕷寒而能補世或用之雖行瀝因大寒而寘疑是猶因盜嫂受金而棄陳平之國士也殊不知竹瀝味甘性緩能降陰虛之有大熱者大寒言其功也非以氣言也幸相與評其可否若曰不然世人食笋自幼至老何無一人因笋之寒而病瀝即笋之液也況假於火而成者何寒如此之甚又云竹瀝滑痰非佐以薑汁不行經絡痰在四肢非竹瀝不開痰在皮裏膜外非竹瀝薑汁

不可除痰在膈間使人顛狂宜用竹瀝風痰亦宜用其功多能養血

茶

潔古云[illegible]之陽所以清頭目

海藏云[illegible]便消熱渴下氣消食令人少睡中風昏憒多睡不醒宜用此入手足厥陰經治陰證湯藥內用此與去格拒之寒及治伏陽大意相似茗味苦經云苦以泄之其體下行如何是清頭目

金櫻子

丹溪云金櫻子屬土而有金與水夫經絡隧道以通暢爲和平昧者不知取澀性以爲快遂熬爲煎食之自不作靖咎將誰執

茯神

東垣云味甘平純陽療風眩心虛悸不止驚悸開心益智安魂魄養精神心虛非此不能除之

秦皮

東垣云苦寒主熱利下重下焦虛經云腎欲堅急食苦以堅之故用白頭翁黃連黃蘗秦皮之苦劑也

杜仲

潔古云性溫味辛甘氣味俱薄沉而降陽也其用壯筋骨及足弱無力以行

東垣云杜仲能使筋骨相着

栢子仁

海藏云潤腎之藥也

八部

人溺

成聊攝云內經曰若調寒熱之逆冷熱必行則熱物冷服下嗌之後冷體既消熱性便發由是病氣隨愈嘔噦皆除情且不違而致大益此和人尿猪膽汁鹹苦寒物於白通湯中要其氣相從則可以去格拒之寒也

丹溪云人溺降火最速

人中白

丹溪云能瀉肝火降陰火須置於風露下經二三年者始可用

人中黃

丹溪云性凉治溫病日華子有方

獸部

龍骨

成聊攝云澁可去脫龍骨牡蠣之澁以收斂浮越之正氣

東垣云龍骨味甘平純陽能固大腸脫又云龍齒安魂

海藏云澁可去脫而固氣成聊攝云龍骨牡蠣黃丹皆收斂神氣以鎮驚凡用燒通赤研爲粉

麝香

東垣云麝香入脾治肉病

牛黃

東垣云牛黃入肝治筋病

阿膠

成聊攝云陰不足者以甘補之阿膠之甘以補血

潔古云性平味淡氣味俱薄浮而升陽也能補肺氣不足甘溫以補血不足慢火炮脆搓細用

東垣云喘者用阿膠

海藏云入手太陰足少陰足厥陰肺虛損極欬唾膿血非阿膠不能補仲景猪苓湯用阿膠滑以利水道活人四物湯加減例姙娠下血者加阿膠

白馬脛骨

丹溪云白馬脛骨煆過用味甘性寒可代黄芩黄連中氣不足者用之

犬

丹溪云世俗言犬治虛損之病似指陽虛而議治殊不知人身之虛悉是陰虛若陽果虛其死甚易敏者亦難措手夫病在可治者皆陰虛也

羚羊角

丹溪云屬木入厥陰經爲捷紫雪方中用之近理

犀角

海藏云治一切瘡腫破血升麻代犀角其說見升麻條下易老治可血分三部上焦畜血用犀角地黄湯中焦畜血用桃仁承氣湯下焦畜血用抵當丸丸但緩於湯爾三法的當後之用者無以復加

丹溪云犀角屬陽性走散比諸角爲甚痘瘡後用此以散餘毒俗以爲常若無餘毒而血虚者或已燥熱發散者而誤用之禍立至人所不知也

猪膚

海藏云猪膚猪皮也仲景傷寒論猪膚湯註云猪膚甘寒猪水畜也其氣先入腎少陰客熱是以猪膚解之加白蜜以潤

燥除煩白粉以益氣斷痢又云傷寒論白通湯加猪膽汁大
註云若調寒熱之逆冷熱必行則熱物冷服下嗌之後冷體
既消熱性便發由是病氣隨愈嘔噦皆除情且不違而致大
益此加人尿猪膽汁鹹苦寒物白通湯熱劑中要其氣相從
則可以去格拒之寒也又與醋相和内穀道中酸苦益陰以
潤燥瀉便

羊肉

東垣云羊肉甘熱能補血之虚羊肉有形之物也能補有形
肌肉之氣凡味與羊肉同者皆可以補之故曰補可去弱人
參羊肉之屬是也人參補氣羊肉補形也

猪肉

丹溪云羊脛骨治牙齒疎豁須用之

丹溪云猪肉背補氣又云世俗以肉爲性之物肉無補性惟補陽爾今之虚損者不在於陽而在於陰以肉補陰猶緣木求魚何者肉性熟入胃便發熱熱發便生痰痰生則氣便不降而諸證作矣久病後須用補胃氣胃氣非陰氣不足以自全所以淡味爲自養之良方也然食淡味又須安心使内火不起可也

虎睛

東垣云虎睛定魄

禽部

鷄

成聊攝云陰不足者以甘補之鷄子黄阿膠之甘以補血

海藏云陰不足者補之以血若咽有瘡以鷄子一枚去黄留

白用苦酒傾殼中以半夏入苦酒中取殼置刀環上安火上煎微沸去滓旋旋呷之

丹溪云風之爲病西北氣寒爲風所中誠有之矣東南氣濕而地多濕有風病者非風也皆因濕生痰痰生熱熱生風也經曰亢則害承乃制河間云土極似木數千年得經意者河間一人爾衍義云鷄動風者習俗所移也鷄屬土而有金與木火性補故助濕中之火病邪得之爲有助而病反劇非鷄而已凡有血氣與夫魚肉之類皆助病邪者也衍義不暇及爾又云鷄屬巽助肝火

牡蠣

成聊攝云鹹以耎之牡蠣之鹹以消胸脇之滿又云牡蠣之鹹以泄水氣又云牡蠣味鹹寒加之則痞者消鞕者耎

潔古云能軟痞積燒白擣細用
東垣云牡蠣味鹹平主傷寒寒熱濕瘧驚恚怒氣癰瘡鼠瘻
女子帶下赤白治泄精夾堅積
海藏云治脇下痞滿能去瘰癧一切瘡腫入足少陰經鹹爲
軟堅之劑以柴胡引之故去脇下鞕以茶引之能消結核以
大黃引之能消股間腫以地黃爲使能益精收澀止小便本
腎經之藥也

敗龜板

丹溪云屬金而有水陰中陽也大有補陰之功而本草不言
惜哉其補陰之力而兼去瘀血續筋骨治勞倦其能補陰者
蓋龜乃陰中至陰之物稟北方之氣而生故能補陰治陰血
不足止血利治四肢無力酥酒猪脂皆可炙之

蛤粉

丹溪云蛤粉治疝氣能降能消能軟能燥同香附末薑汁調服以治心痛以蛤蜊殼火煆過研爲粉用之不入煎劑

文蛤

成聊攝云文蛤鹹走腎則可以勝水氣

海藏云能利水治急疳蝕口鼻數日欲死燒灰臘脂和塗之能墜痰軟堅止渴收澁固濟鹹能走腎可以勝水文蛤尖而紫斑者即蛤粉也

丹溪云馬力蚌蛤螄蜆大同而小異屬金而有水木土衍義云其冷而不言其濕多食則肉則發痰以其濕中有火久則氣上升而不降因生痰痰則生熱熱則生風何冷之有

鱓魚

丹溪云鰣魚善補氣

鯽魚

丹溪云諸魚皆屬火惟鯽魚屬土故能入陽明而有調胃實腸之功若得之多者亦未嘗不起火也戒之又云諸魚之性無一息之停故能動火

鼈

丹溪云鱉魚補氣

白殭蚕

潔古云性微溫味微辛氣味俱薄體輕浮而升陽也去皮膚諸風

丹溪云白殭蚕屬火而有土與金木老得金氣殭而不化治喉痺者取其火中清化之氣以從治相火散濁逆結滯之痰

蝦蟇

丹溪云蝦蟇屬土與水性寒味甘南方多食之本草明言不患熱病由是病人喜食之本草之意蓋是或炙或乾或燒或灰和在藥劑中用之非若世人煮爲羹入鹽椒而啜其湯也此物本濕化大能發濕久則濕亦化熱此因上氣厚自然生火衍義謂解勞熱藥之謂也非羹之謂也戒之

蛇蛻

海藏云去翳膜用之取其義也蟬蛻亦同

蚯蚓

丹溪云蚯蚓屬土而有水與木性寒大解諸熱毒行濕病

水蛭

成聊攝云苦走血鹹勝血虻蟲水蛭之鹹苦以除畜血

海藏云苦走血鹹勝血仲景抵當湯用虻蟲水蛭鹹苦以泄

畜血也經云故有無殞也雖可用之亦不甚穩莫若四物湯加酒浸大黄各半用之爲妙

螻蛄

丹溪云螻蛄治口瘡甚効虚人戒勿用之以其性急故也

五靈脂

丹溪云能行血止血

果部

草豆蔻

潔古云治風寒客邪在胃口之上善去脾胃客寒令人心胃痛主治秘訣云純陽益脾胃去寒以麵裹煨熟去麵用

東垣云胃脘痛用草豆蔻

海藏云虚弱不能飲食宜此與木瓜烏海縮砂益智麴蘖甘

[illegible]也入足太陰足陽明經

橘皮

潔古云紅橘皮能益氣加青皮減半去滯氣推陳致新若補脾胃不去白若理胸中滯氣去白主治秘訣云性寒味辛氣薄味厚浮而升陽也其用有三去胸中寒邪破滯氣少用同白术則益脾胃多用獨用則損脾胃又云益肺利氣有甘草則補脾胃無則瀉脾

海藏云治酒毒用葛根陳皮茯苓甘草生薑湯手太陰氣逆上而不下宜以此順之白檀爲之使其芳香之氣清奇之味可以奪橙也活人治噦而有寒熱竹茹陳皮乾薑等湯主欬逆其論茲見此事難知

青皮

潔古云青橘皮氣溫味辛主氣滯下食破積結膈氣及小腹痛主治秘訣云性寒味苦氣味俱厚沉而降陰也其用有五足厥陰少陽之分有病則用之一也破堅癖二也散滯氣三也去下焦濕四也治左脅有積氣五也

東垣云足厥陰少陽經之引經藥也有滯氣則破滯氣無滯氣則損真氣又云破滯削堅積皆治在下者効引藥至厥陰之分下食入太陰之倉

海藏云青皮如橘皮一種青皮小而未成熟者成熟而大者橘也因色紅故名紅皮以藏日久者佳故名陳皮如枳實枳殻一種實則小而青色未花殻則大而黄紫色已花故殻高而治胸膈實低而治心下與陳皮治高青皮治低之意同或曰陳皮青皮有二種枳實枳殻亦有二種

杏核仁

潔古云除肺中燥治風燥在于胸膈主治秘訣云性温味甘苦氣薄味厚濁而沉降陰也其用有三潤肺氣消宿食下降氣麯炒去皮尖

東垣云杏仁味苦甘性温散結潤燥散肺中風及熱是以風熱嗽用之

海藏云杏仁破氣入手太陰經王朝奉治傷寒氣上逆喘者麻黄湯内加杏仁陳皮若氣不上喘逆者減杏仁陳皮故知其能瀉肺也東垣云杏仁下喘用治氣也桃仁治狂用治血也杏桃仁俱治大便秘亦當以氣血分之晝則難便行陽氣也夜則難便行陰血也大腸雖屬庚爲白腸以晝夜言之氣血不得不分也年高虚人大腸燥秘不可過泄者脉浮在氣

杏仁陳皮脉沉在血桃仁陳皮所以俱用陳皮者以其手陽明病與手太陰俱爲表裏也賁門上主往來魄門下主收閉故王氏言肺與大腸爲通道也

丹溪云杏仁屬土而有水與火能墜痰下行須細研之其性熱因寒者可用

桃核仁

成無己云甘以緩之少腹急結緩以桃仁之甘

潔古云治大便血結血秘血燥通潤大腸七宣丸中用之專治血結破血以湯退去皮尖研如泥用又云破滯血須用桃仁蘇木

東垣云桃仁味苦甘性平苦重於甘陰中陽也苦以去滯血甘以生新血故破凝血者須用之又能去血中之熱又云桃

仁性微寒味苦氣薄味厚沉而降陰也其用有四治熱入血室一也去腹中滯血二也皮膚血熱燥痒三也皮膚凝聚之血四也

海藏云桃仁破血手足厥陰經藥也衍義云老人虛秘與柏子仁大麻仁松子仁等分同研鎔蠟和丸如梧子大黃丹湯下張仲景治中焦畜血用之

大棗

成聊攝云甘者脾之味也大棗之甘益上而勝水又云大棗人參之甘以緩脾又云邪在半表則榮衛爭之辛甘解之薑棗以和榮衛

潔古云純陽溫胃

東垣云大棗味甘溫氣厚陽也甘以補脾經不足溫以緩陰

血又云和陰陽調榮衛生津液

海藏云中滿者勿食甘令人中滿故大建中湯心下痞者減飴棗與甘草同例

木瓜

海藏云益氣停濕和胃滋脾衍義云木瓜得木之正故入筋以鉛霜塗之則失酢味受金之制故也此物入肝故益筋與血病腰腎脚膝無力不可缺也東垣云氣脫則能收氣滯則能和入手足太陰經雷公云調榮衛助穀氣是也

烏梅

成聊攝云肺主氣肺欲收急食酸以收之烏梅之酸以收陽

東垣云烏梅味酸濇收肺氣陽也

海藏云鬼遺方治一切瘡肉突出以烏梅燒灰杵末傅上惡

肉立盡極效仲景有治吐蚘下利烏梅丸主之

藊豆

丹溪云屬土而有水與木火東南食之多病熱西北食之無恙益性能下走滲道西北氣厚人之稟亦厚也

櫻桃

丹溪云屬火而有土性大熱而發渴衍義發明其熱能致其小兒之病將不能病壯者與老者與舊有熱病及嗽者喘者得之病無甚有致死者

芡實

丹溪云芡屬土而有水經云補中日華子云言補胃衍義乃言不益脾胃恐是當時有食之過量而為病者遂直書之未之思爾

乾柹

丹溪云柹屬金而有土陰也有收斂之義止血止嗽亦可為助

茘枝子

丹溪云茘枝子屬土而有金與木多食發熱衍義謂發虛熱益小試爾其核屬金性燥熱又云茘枝肉屬陽主散無形質之滯氣故消瘤贅赤腫者用之知之苟不明則錯用之而不應

安石榴

丹溪云石榴味酸病人須戒之以其性澁滯而汁戀膈成痰榴者留也

梨

丹溪云梨渇者宜之梨者利也流利下行之謂也食療謂産婦金瘡人忌之益血虛也戒之

丹溪云味濇而生甘醉飽後宜之然其性熱多食能致上壅

解魚毒

胡桃

丹溪云胡桃屬土而有火性熱本草言甘平是無熱也能脫人眉動風也非熱大腸肺也

乳糖

丹溪云石蜜甘喜入脾其多之害必生於脾而西北人得之有益東南人得之未有不病者亦氣之厚薄不同耳雖然東南地下多濕宜乎其得之爲害也西北地高多燥宜乎其得之爲益也又云糖多食能生胃中之火此損齒之因也非土制水乃濕土生火熱也食棗多者齒病齲亦此意也

米穀部

大麻子

成聊攝云內經曰脾欲緩急食甘以緩之麻子杏仁之甘緩脾而潤燥

海藏云入足太陰經手陽明經汗多胃熱便難三者皆因燥熱而亡津液故曰脾約約者約束之義經云燥者潤之故仲景以麻子仁潤足太陰之燥及通腸也

白麻油

丹溪云香油須是炒熟麻乃可取之人食之美且不致疾若又煎煉食之與火無異戒之

飴糖

成聊攝云內經曰脾欲緩急食甘以緩之膠飴大棗之甘以

緩中也

海藏云此即濕餳糖也以其色紫如琥珀色故謂之膠飴色白而枯者即乾餳糖也不入藥中滿者不宜用嘔家切忌之爲太陰藥仲景謂嘔家不可用建中湯以甘故也丹溪云飴屬土成之於火大發濕中之熱衍義云其動脾風是言其末而遺其本也

酒

海藏云古人惟以麥造麴釀黍已爲辛熱有毒嚴戒如此况今之醞者加以烏頭巴豆薑桂之類大毒大熱之藥以增其氣味豈不傷冲和損精神涸榮衛竭天癸天人壽耶○又云能行諸經而不止與附子相同味辛者能散味苦者能下味甘者居中而緩也爲導引可以通行一身

之表至極高之分若味淡者則利小便而速下也

丹溪云本草止言其熱而有毒不言其濕熱濕中發熱近於相火大醉後振寒戰慄者可見矣又云酒性喜升氣必隨之痰鬱於上溺澀於下肺受賊邪金體大燥恣飲寒凉其熱內鬱肺氣得熱必大傷耗其始也病淺或嘔吐或自汗或瘡疥或鼻皶或自泄或心脾痛尚可散而出也其久也病深或爲消渴爲內疸爲肺痿爲內痔爲膨脹爲失明爲哮喘爲勞嗽爲癲癇爲難名之病倘非具眼未易處治可不謹乎

粟米

丹溪云粟屬水與土陳者硬而難化惟得漿水則易化

粳米

成聊攝云粳米之甘以補正氣

海藏云粳米與熟鷄頭相合作粥食之可以益精强志聰耳明目本草諸家共言益脾胃如何白虎湯用之入肺以胃為陽明之經色爲西方之由故入肺也然治陽明之經即有胃也色白味甘寒入手太陰也又云少陰證桃花湯用此甘以補正氣竹葉石膏湯用此甘以益不足

小麥

丹溪云麵熱而麩凉飢年用以代穀須晒麥令燥以少水潤之舂去赤皮煮以爲飯食之則無麵熱之後患

神麴

潔古云味甘純陽爕益胃氣消食治食不化須用於脾胃藥中少加之

海藏云能治小兒腹堅大如盤胸中滿姙娠卒胎動不安或

腰痛胎動搶心下血不止火炒以助天五之氣入足陽明經

丹溪云神麯性氣入胃麩皮麯性凉入大腸俱消食積紅麯活血消食

大麥

丹溪云大麥初熟人多炒而食之此等有火能生熱病人不知也

大麥蘖

潔古云氣溫味鹹補脾胃虛寬腸胃炒黃色擣細取麵用之

海藏云治產後腹中膨脹不通此藥氣虛人宜服以代戊巳腐熟水穀與豆蔻縮砂芍藥木瓜五味子烏梅爲之使

丹溪云麥蘖行上焦之滯血腹中鳴者用之

豉

成聊攝云香豉味苦寒助梔子以吐虛煩

潔古云苦陰去心中懊憹生用之

東垣云豉苦寒純陰

醋

成聊攝云苦酒之酸以斂咽瘡

丹溪云醋酸漿甘以之調和諸藥儘可適口若和魚肉其致疾以漸人所不知酸收也甘滞也人能遠之亦却疾之一端也

菜部

瓜蒂

海藏云納鼻中出黃水除偏頭痛有神頭因有濕者宜此瓜蒂苦以涌胸中寒與白虎同例俱見知母條下與麝香同爲使治久不聞香臭仲景餘方瓜蒂十四枚丁香一枚黍米四十九粒右爲末含水搐一字取下

丹溪云瓜蒂俗呼爲苦丁香性急損胃氣吐藥不爲不多胃弱者勿用設有當吐之證以它藥代之可也病後產後尤宜深戒之仲景有云諸亡血虛家不可與瓜蒂

冬瓜

丹溪云冬瓜性急而走久病與陰虛者忌之衍義以其分散癰疽毒氣有從於走而性急也

莧

丹溪云本草分六種而馬莧在其數然馬莧自是一種餘莧皆人所種者下温而又入血分且善走紅莧與馬齒莧同服下胎妙臨產時煑食之易產

萊菔并子

丹溪云萊服根屬土而有金與木本草言煑食之大下氣往

往見責食之多者停膈間成溢飲病以其甘多而辛少
子有推墻倒壁之功

葱莖白

成聊攝云腎苦燥急食辛以潤之葱白之辛以通陽氣
海藏云味辛温以通上下之陽氣也活人書云傷寒頭痛如
破連須葱白湯主之入手太陰經足陽明經

韭

丹溪云韭屬金而有水與土其性急研取真汁冷飲細細呷
之以下膈中瘀血甚効

薤

海藏云瀉痢下重者下焦氣滯也四逆湯加薤白以瀉氣滯
入手陽明經

香薷

丹溪云大葉香薷治傷暑利小便濃煎汁成膏爲丸服之以治水脹效也

荆芥

潔古云氣溫味辛氣味俱薄浮而升陽也辟邪毒利血脉宣通五臟不足氣能發汗除勞冷搗和醋封腫毒東垣云主清利頭目

薄荷

潔古云薄荷能發汗通關節解勞乏與薤相宜新病瘥人不可多服令人虛汗不止主治秘訣云性凉味辛氣味俱薄浮而升陽也去高巔及皮膚風熱

海藏云上行之藥能引諸藥入榮衛手太陰兼手厥陰藥也

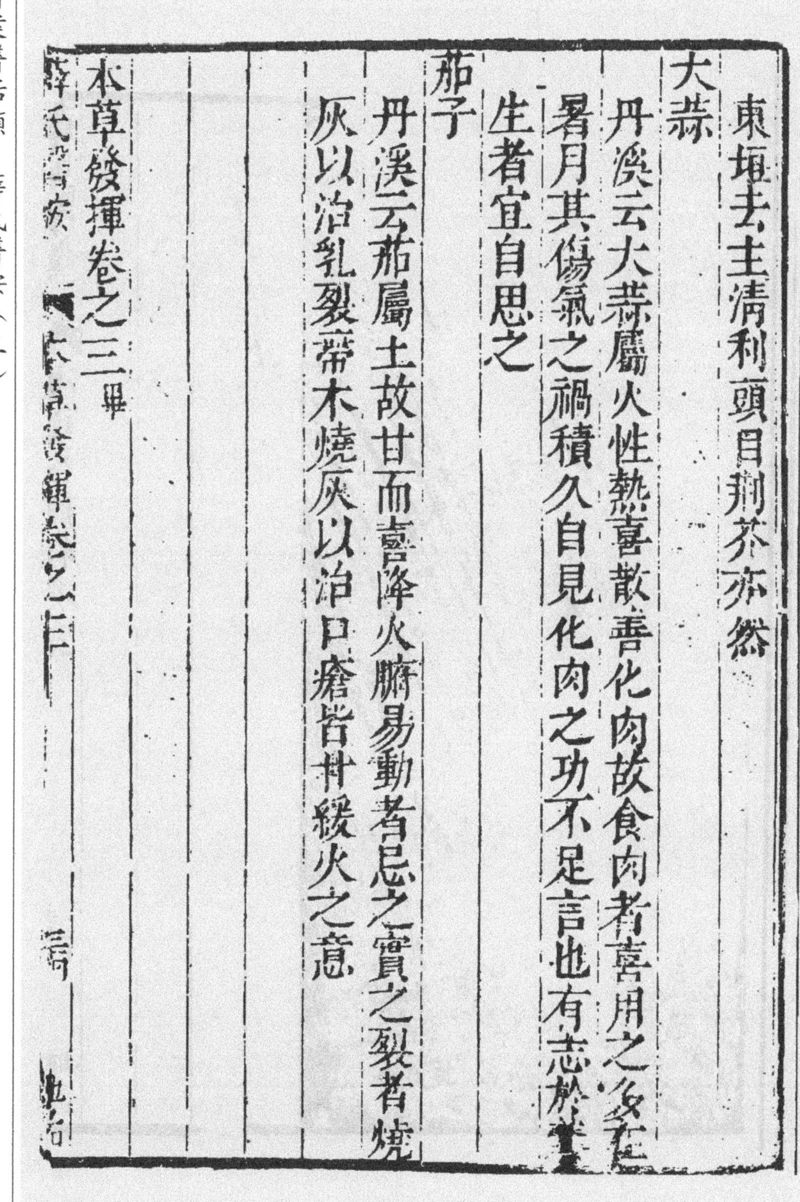

東垣云主清利頭目荆芥亦然

大蒜

丹溪云大蒜屬火性熱喜散善化肉故食肉者喜用之多在暑月其傷氣之禍積久自見化肉之功不足言也有志於養生者宜自思之

茄子

丹溪云茄屬土故甘而喜降火腑易動者忌之實之裂者燒灰以治乳裂蒂木燒灰以治口瘡皆甘緩火之意

本草發揮卷之三 畢

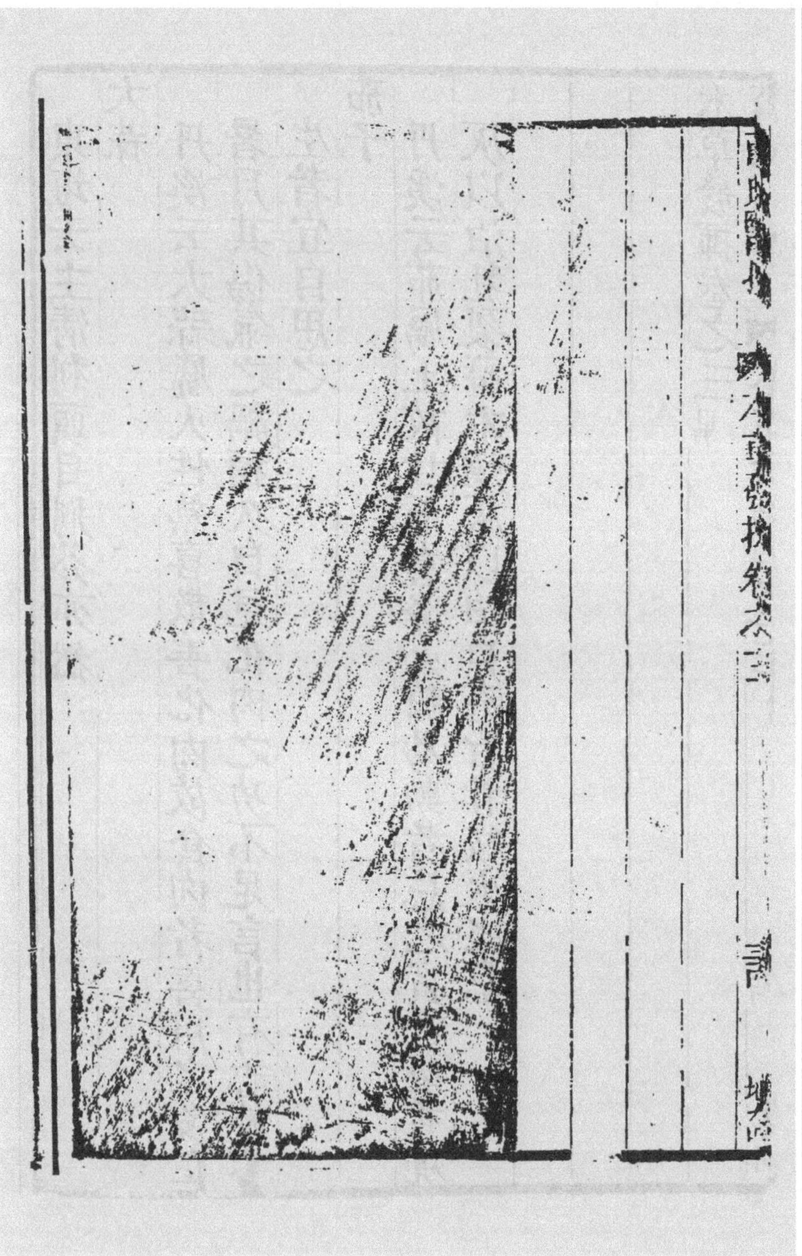

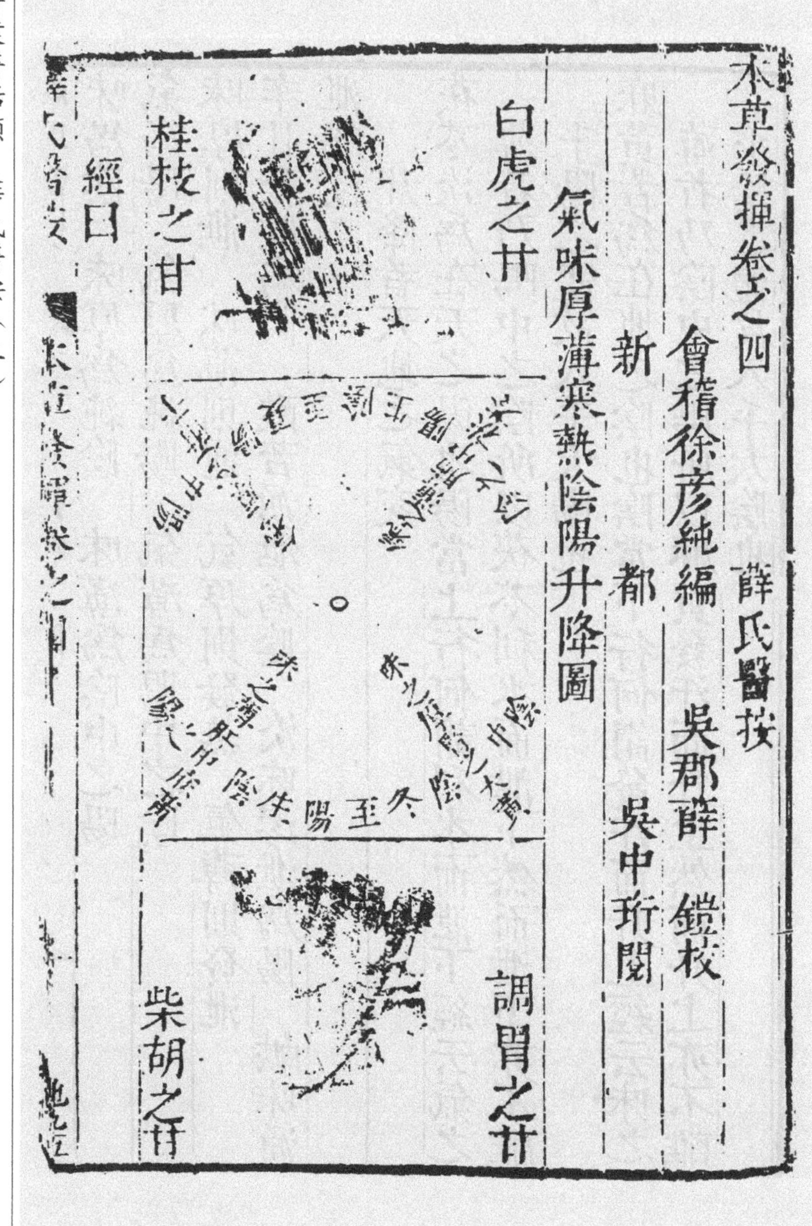

本草發揮卷之四　　薛氏醫按

會稽徐彥純編　　吳郡薛鎧校

新　都　　吳中珩閱

氣味厚薄寒熱陰陽升降圖

經曰

味爲陰　味厚爲純陰　味薄爲陰中之陽
氣爲陽　氣厚爲純陽　氣薄爲陽中之陰
味厚則泄　味薄則通　氣厚則發熱　氣薄則發泄
辛甘發散爲陽　酸苦涌泄爲陰　淡味滲泄爲陽　鹹味涌泄爲陰

升降者天地之氣交

茯苓淡爲在天之陽也陽當上行何謂利水而泄下經云氣之薄者乃陽中之陰所以茯苓利水而泄下然而泄下亦不離乎陽之體故入手太陽也

麻黃苦爲在地之陰也陰當下行何謂發汗而升上經云味之薄者乃陰中之陽所以麻黃發汗而升上然而升上亦不離乎陰之體故入手太陰也

附子氣之厚者乃陽中之陽故經云發熱
大黄味之厚者乃陰中之陰故經云泄下
粥淡爲陽中之陰所以利小便
茶苦爲陰中之陽所以清頭目
清陽發腠理清之清者也清陽實四肢清之濁者也
濁陰歸六府濁之濁者也濁陰走五藏濁之清者也

藥性要旨

苦藥平升　微寒平亦升　甘辛藥平降
甘寒瀉火　苦寒瀉濕熱　苦甘寒瀉血熱

用藥升降浮沉補瀉法

肝膽　味辛補　酸瀉　氣温補　凉瀉
註云肝膽之經前後寒熱不同逆順互换入求責法

心小腸　味鹹補　甘瀉　氣熱補　寒瀉　三焦命門補瀉同

脾胃　味甘補　苦瀉　氣溫熱補寒涼瀉

註云溫涼寒熱各從其逆順互換入求責法

肺大腸　味酸補　辛瀉　氣涼補　溫瀉

腎膀胱　味苦補　鹹瀉　氣寒補　熱瀉

五藏更相平也一藏不平所勝平之此之謂也故云安穀則昌絕穀則亡水去則榮散穀消則衛亡榮散衛亡神無所居又仲景云水入於經其血乃成穀入於胃脉道乃行故血不可不養衛不可不溫血溫衛和榮衛將行常有天命

藏氣法時補瀉法

肝苦急急食甘以緩之甘草　心苦緩急食酸以收之五味子

脾苦濕急食苦以燥之白术　肺苦氣上逆急食苦以瀉之黃芩

腎苦燥急食辛以潤之知母黄蘗註云開腠理致津液通氣也

肝欲散急食辛以散之川芎以辛補之細辛以酸瀉之白芍藥

心欲軟急食鹹以軟之芒硝以鹹補之澤瀉以甘瀉之黄芪甘草人參

脾欲緩急食甘以緩之甘草以甘補之人參以苦瀉之黄連

肺欲收急食酸以收之白芍藥以酸補之五味子以辛瀉之桑白皮

腎欲堅急食苦以堅之知母以苦補之黄蘗以鹹瀉之澤瀉

註云此五者有酸辛甘苦鹹各有所利或散或收或緩或軟或堅四時五藏病隨五味所宜也

治法綱要

氣交變論云五運太過不及夫五運之政猶權衡也高者抑之下者舉之化者應之變者復之此生長化收藏之理氣之常也

失常則天地四塞矣

註云失常之理則天地四時之氣無所運行故動必有靜勝必有復乃天地陰陽之道也以熱治熱法經云病氣熱甚而與寒藥交爭而寒藥難下故反熱服順其病勢熱體既去寒性乃發病熱除愈則如承氣湯寒藥反熱服之者是也寒病亦同法也凡治病者必求其所在病在上者治上病在下者治下故中外藏府經絡皆然病氣熱則除其熱病氣寒則除其寒六氣同法瀉實補虛除邪養正平則守常醫之道也

太法曰前人方法即當時對證之藥也後人用之當體指下脉氣從而加減否則不効子非鄙乎前人而自用也蓋五行相制相兼生化制承之體一時之間變亂無常驗脉處方亦前人之法也而後有通乎理者當以子言爲然

用藥用方辯

如仲景治表虚製桂枝湯方桂枝味辛熱發散助陽體輕本乎天者親上故桂枝爲君芍藥甘草佐之如陽脉濇陰脉弦法當腹中急痛乃製小建中湯方芍藥爲君官桂甘草佐之一則治其表虚一則治其裏虚是各言其主用也後人之用古方者觸類而長之則知其本而不致差誤矣

去藏府之火

黄連瀉心火梔子黄芩瀉肺火白芍藥瀉肝火知母瀉腎經火木通瀉小腸火黄芩瀉大腸火石膏瀉胃經火柴胡瀉三焦火黄芩佐之柴胡瀉肝經火黄連佐之膽經亦同黄蘗瀉膀胱火又曰龍火膀胱乃水府之火故曰龍火也

已上諸藥瀉各經之火不惟止能如此更有治病合爲君臣

處詳其宜而用之不可執而言也

各經引用

太陽經羗活在下者黃蘗小腸膀胱也

少陽經柴胡在下者青皮膽三焦也

陽明經升麻白芷在下者石膏胃大腸也

太陰經足脾白芍藥手肺桔梗也

少陰經足腎知母手心黃連獨活也

厥陰經青皮在上者柴胡肝心包絡也同少陽

已上十二經之的藥也

五味所用

苦以瀉之　甘以發之及緩之詳其所宜用之　酸以收之

辛以散之　鹹以軟之　淡以滲泄之

用藥各定分兩

爲君者最多爲臣者次之爲佐使者又次之藥之於證所主停者則各等分也

藥性生熟用法

黄連黄芩知母黄蘗治病在頭面及手梢皮膚者須酒炒之藉酒力上升也治在咽之下臍之上者須酒浸之治在下者生用凡熟升生降也大黄須煨恐寒傷胃氣至於烏頭附子須炮去其毒也用上焦藥須酒浸曝乾黄蘗知母治下部之藥也久弱之人須合之者酒浸曝乾恐寒傷胃氣也熟地黄酒浸亦然當歸酒浸助發散之用也

藥用根梢法

凡根之在上者中半巳上氣脉上行以生苗者爲根中半以下

氣脉下行以入土者為梢當知病在中焦用身上焦用根下焦用梢經云根升梢降

醫學啟源

天地六位臟象之圖

屬上二位天屬		屬中二位人屬		屬下二位地屬	
太虛	天面	風雲之路	鶻物之路	地面	黃泉
金（金火合德）	火	木（木火合德）	火	土（土木合德）	水
金主清	君火主熱	風木主溫	相火主極熱	濕土主涼	寒水主寒
肺（上焦象天）	心包絡	肝（中焦象人）	膽次	脾（下焦象地）	腎（黃泉）
下絡大腸	下絡膓	下絡膽經		下絡胃	傍絡膀胱

手足三陰三陽

註云肝心脾肺腎皆屬陰五臟也膽胃三焦膀胱大腸小腸

皆屬陽六腑也分而言之手足皆有三陰三陽是也

手三陰三陽

三焦寅相火手少陽大腸卯燥金手陽明小腸辰寒水手太陽包絡巳風木手厥陰心午君火手少陰肺未濕土手太陰

足三陰三陽

膽申相火足少陽胃酉燥金足陽明膀胱戌寒水足太陽肝亥風木足厥陰腎子君火足少陰脾丑濕土足太陰

訣曰

手經太陽屬小腸膀胱經屬足太陽肝是厥陰手包絡胃足陽明手大腸膽屬少陽足經尋三焦手內少陽隨腎足少陰手是心脾足太陰手肺金

五藏六府除心包絡十二經脉證法天人有五藏六府虛

實寒熱生死逆順皆見形證脉氣若非診察無由識也虛則補之實則瀉之寒則溫之熱則凉之不虛不實以經調之此乃良醫之大法也

隨證治病藥品

頭痛須川芎如不愈加引經藥太陽川芎陽明白芷少陽柴胡太陰蒼术少陰細辛厥陰吴茱萸　頂巔痛用藁本去川芎　肢節痛用羌活風濕亦用之少腹痛用青皮　心下痞必用枳實黄連　腹痛用芍藥惡寒而痛加桂惡熱而痛加黄蘗　腹中寒痰用蒼术　肌熱及去痰用黄芩亦用黄芪　腹脹用姜製厚朴　腹中實熱用大黄芒硝　虛熱用黄芪亦止虛汗　脇下痛往來寒熱日晡潮熱用柴胡　脾胃受濕沉困無力怠惰嗜臥及去痰用白术　胃脘痛用草豆蔻　氣刺痛用枳殼

各經分以導引之　破滯氣用枳殼高者用之然能損胸中高之氣三二服則已　破滯血用桃仁蘇木　補血不足用甘草　和血用當歸凡血受病皆用　血刺痛用當歸詳上下用根梢　去痰用半夏熱痰加黃芩風痰加南星胸中寒痰痞塞用陳皮白术然多用則瀉脾胃　調氣用木香補氣用人參　去下焦濕腫及痛并膀胱有火邪必用酒洗漢防已草龍膽黃栢知母　去上焦濕及熱須用黃芩瀉肺火故也　去中焦濕熱與痛用黃連瀉心火故也　去滯氣用青皮多則泄元氣　瀉者用乾葛茯苓禁半夏　嗽用五味子　喘則用阿膠　宿食不消用黃連枳實　煩躁用梔子仁　飲食多以致傷脾用白术茯苓芍藥　瘡痛不可忍者用苦寒藥如黃芩黃連詳上下分根梢及引經藥　眼痛不可忍者用川黃連當歸根以酒浸

煎　小便黄用黄蘗澁者加澤瀉　莖中痛用生甘草梢　驚悸恍惚用茯神　凡用純寒熱藥必用甘草以緩其力也寒熱相雜亦用甘草調和其性也中滿者禁用經云中滿勿食甘

五臟補瀉法

肝虚以陳皮生薑之類補之經曰虚則補其母水能生木腎乃肝之母腎水也若補其腎熟地黄黄蘗是也如無他證惟不足錢氏地黄丸主之實則白芍藥瀉之如無他證錢氏瀉青丸主之實則瀉其子心乃肝之子以甘草瀉心

心虚則炒鹽補之虚則補其母木能生火肝乃心之　母肝木也心火也以生薑補肝如無他證錢氏安神丸是也實則甘草瀉之如無他證以錢氏方中重則瀉心湯輕則導赤散

脾虚則甘草大棗之類補之實則以枳實瀉之如無他證虚則

以錢氏益黃散實則瀉黃散心乃脾之母以炒鹽補心肺乃脾
之子以桑白皮瀉肺
肺虛則五味子補之實則桑白皮瀉之如無他證實則用錢氏
瀉白散虛則用阿膠散虛則以甘草補脾土補其母也實則以
澤瀉瀉腎水瀉其子也
腎虛則熟地黃黃蘗補之瀉以澤瀉之鹹腎本無實本不可瀉
錢氏有補腎地黃丸無瀉腎之藥肺乃腎之母金生水故也以
五味子補肺而已
已上五臟內經藏氣法時論中備言之欲究其詳請看本論

臟腑相生相尅

肺爲金肝爲木腎爲水心爲火脾爲土生我者爲父母我生者
爲子孫尅我者爲鬼賊我尅者爲妻財　木生火火生土土生

金金生水水生木　木尅土土尅水水尅火火尅金金尅木假令木生火木乃火之父母火乃木之子孫木尅土木乃土之夫土乃木之妻也餘皆倣此

七神

心藏神　肺藏魄　肝藏魂　脾藏意與智　腎藏精與志

制方之法

夫藥有寒熱溫凉之性有酸苦辛鹹甘淡之味各有所能不可不通也夫藥之氣味不必同同氣之物其味俱鹹其氣皆寒之類是也凡同氣之物必有諸味同味之物必有諸氣互相氣味各有厚薄性用不等制方者必且明其用矣經曰味爲陰味厚爲純陰味薄爲陰中之陽氣爲陽氣厚爲純陽氣薄爲陽中之陰然味厚則泄味薄則通氣厚則發熱氣薄則發泄又曰辛甘

發散爲陽酸苦涌泄爲陰鹹味涌泄爲陰淡味滲泄爲陽凡此之味各有所能然辛能散結潤燥苦能燥濕堅軟鹹能軟堅酸能收緩收散甘能緩急淡能利竅故經曰肝苦急急食甘以緩之心苦緩急食酸以收之脾苦濕急食苦以燥之肺苦氣上逆急食苦以泄之腎苦燥急食辛以潤之開腠理致津液通氣也肝欲散急食辛以散之以辛補之以酸泄之心欲軟急食鹹以軟之以鹹補之以甘瀉之脾欲緩急食甘以緩之以甘補之以苦泄之肺欲收急食酸以收之以酸補之以辛瀉之腎欲堅急食苦以堅之以苦補之以鹹瀉之凡此者是明其氣味之用也若用其味必明其味之可否若用其氣必明其氣之所宜識其病之標本藏府寒熱虛實微甚緩急而用其藥之氣味隨其證而制其方也是故方有君臣佐使輕重緩急大小反正逆從之

制也主治病者爲君使君者爲臣應臣者爲使此隨病之所宜而又贊成方而用之君一臣二奇之制也君二臣四耦之制也君二臣三奇之制也君四臣六耦之制也去咽嗌之病者近者奇之治腎肝之病者遠者耦之汗者不可以奇下者不可以耦補上治上制以緩緩則氣味補薄下治下制以急急則味氣厚薄者則頻而少服厚者則頓而多服又當明五氣之欝木欝則達之謂吐令條達也火欝則發之謂汗令疎散也土欝則奪之謂下令無壅滯也金欝則泄之謂解表利小便也木欝則折之謂制其衝逆也凡此五者治病之大要也

㕮咀之藥

古之用藥治病擇淨口嚼水煑服之謂之㕮咀後入乃以剉細剉桶內剉過以竹篩齊之也

五行制方生尅法 附湯例

風制發肝春木酸生之道也失常則病矣風淫於內治以辛凉
佐以甘辛以甘緩之以辛散之

暑制法心夏火苦長之道也失常則病矣熱淫於內治以鹹寒
佐以甘苦以酸收之以苦發之

濕制法脾土甘中方化成之道也失常則病矣濕淫於內治以
苦熱佐以鹹熱以苦燥之以淡泄之

燥制法肺秋金辛收之道也失常則病矣燥淫於內治以苦溫
佐以甘辛以辛潤之以苦下之

寒制法腎冬水鹹藏之道也失常則病矣寒淫於內治以甘熱
佐以苦辛以辛散之以苦堅之

註云酸苦甘辛鹹卽肝木心火脾土肺金腎水之本也四時

之變五行化生各順其道逆則病生聖人設法以制其變謂如風淫于內即是肝木失常火隨而熾治以辛涼是以辛金尅其木涼水沃其火其下治法倣皆如此下項二方非爲治病而設此乃教人比證立方之道容易通曉也

當歸拈痛湯治濕熱爲病肢節煩痛肩背沉重胸膈不利遍身痛下注於脛腫痛不可忍經云濕淫于內治以苦溫羌活苦辛透關節勝濕防風甘辛溫散經絡中留濕故以爲主水性潤下升麻葛根苦辛平味之薄者陰中之陽引而上行以苦發之也白术苦甘溫和除濕蒼术體質輕浮氣力雄壯能去皮膚腠理之濕故以爲臣血壅而不流則痛當歸身辛溫以散之使氣血各有所歸人參甘草甘溫補脾養正氣使苦藥不能傷胃仲景云濕熱相合肢節煩痛苦參黃芩知母茵陳

苦參者乃苦以泄之也凡酒製藥以爲因用治濕不利小便非其治也猪苓甘温平澤瀉鹹平淡以滲之又能導其留飲故以爲佐氣味相合上下分消其濕得以宣通也

羌活半兩　防風二錢二味爲君　升麻二錢　葛根二錢　白术錢半

蒼术三錢四味爲臣　當歸身三錢　人參二錢　甘草五錢　苦參酒浸二錢

黃芩二錢炒　知母酒洗三錢　茵陳酒炒五錢　猪苓三錢　澤瀉三錢

右件剉如麻豆大每服一兩重水二盞半先以水拌濕候少時煎至一盞去滓濕服待少時美膳壓之

天麻半夏湯治風痰內作胸膈不利頭旋眼黑兀兀欲吐上熱下寒不得安臥遂處此方云眼黑頭旋虛風內作非天麻不能除故以爲君偏頭痛乃少陽也非柴胡不能治黃芩苦寒酒制炒剉柴胡治上熱又爲引用故以爲臣橘皮苦辛温

炙甘草甘溫補中益氣爲佐生薑半夏辛温以治風痰白茯苓甘平利小便導濕熱引而下行故以爲使不數服而愈

天麻一錢爲君　黃芩酒制五分爲臣　橘皮去白七分　柴胡七分

甘草五分炙爲佐　白茯苓五分爲使　半夏一錢

右剉如麻豆大都作一服水一盞生薑三片煎至一盞去滓温服

五味之用

苦直行而泄辛橫行而散酸束而收斂鹹止而軟堅甘上行而發

五入

辛入肺苦入心甘入脾酸入肝鹹入腎

五走

辛走氣氣病無多食辛　苦走骨骨病無多食苦　酸走筋筋病無多食酸　鹹走血血病無多食鹹　甘走肉肉病無多食甘

五宜

肝色青宜食甘粳米牛肉棗葵皆甘

心色赤宜食酸小豆犬肉李韭皆酸

脾色黃宜食鹹大豆豕肉栗藿皆鹹

肺色白宜食苦小麥羊肉杏薤皆苦

腎色黑宜食辛黃黍鷄肉桃葱皆辛

毒藥攻邪五穀爲養五果爲助五畜爲益五菜爲充氣味合而服之以補精益氣此五者有辛甘酸苦鹹各有所利或散或收或緩或急或堅或耎四時五臟病各隨五病所宜也

大毒治病十去其六常毒治病十去其七小毒治病十去其八無毒治病十去其九穀肉果菜食養盡之無使過則傷其正也陰之所生本在五味陰之五宮傷在五味是故味過於酸

肝氣以津脾氣乃絶味過於鹹大骨氣勞短心氣抑味過於甘心氣喘滿色黑腎氣不衡味過於苦脾氣不濡胃氣乃厚味過於辛筋脉沮弛精神乃殃是故謹和五味骨正筋柔氣血以流腠理以密如是則骨氣以精謹道以法長有天命

五多五傷

多食鹹則脉凝泣而變色多食苦則皮槁而毛拔多食辛則筋急而爪枯多食酸則肉胝䐢而唇揭多食甘則骨痛而髮落此五味所傷也

六化

厥陰司天爲風化在泉爲酸化木司地氣故物化從酸

少陰司天爲熱化在泉爲苦化火司地氣故物化從苦

太陰司天爲濕化在泉爲甘化土司地氣故物化從甘

少陽司天爲炎化在泉爲苦化火司地氣故物化從苦
陽明司天爲燥化在泉爲辛化金司地氣故物化從辛
太陽司天爲寒化在泉爲鹹化水司地氣故物化從鹹
故治病者必明六化分治五味五色所主五臓所宜乃可以
言盈虛病生之緒也謹候氣宜無失病機其主病何如言採
藥之歲也司歲備物則無遺主矣先歲氣何曰天地專精之
氣藥物精濃又於使用當其正氣也五運主歲不足則物薄
有餘則物精非專精郎散氣散氣則物不純也是以質同而
異等形質雖同力用則異也氣味有厚薄性用有躁靜治保
有多少力化有淺深此之謂也

東垣標本陰陽論

天陽無圓氣上外升生浮晝動輕躁六府

地陰有方而下内降殺沉夜靜重濕五藏

夫治病當知標本以身論之則外爲標内爲本陽爲標陰爲本故六府屬陽爲標五藏屬陰爲本此五藏六府之標本也又藏府在内爲本各藏府之經絡在外爲標此藏府經絡之標本也更人身之藏府陰陽氣血經絡各各有標本也以病論之先受病爲本後傳流病爲標凡治病者必先治其本後治其標若先治其標後治其本邪氣滋甚其病益畜若先治其本後治其標雖病有十數證皆去矣謂如先生輕病而後滋生重病亦先治輕病後治重病如是則邪氣乃伏蓋先治其本故也若有中滿無問標本先治中滿謂其急也若中滿復有大小便不利亦無問標本先治大小便次治中滿謂尤急也除大小便不利及中滿三者之外皆先治其本不可不慎也從來前者爲實邪從後

來者爲虛邪此子能令母實母能令子虛也治法云虛則補其母實則瀉其子假令肝受心火之邪是從前來者爲實邪當瀉其子火也然非直瀉其火十二經絡中各有金木水火土當木之分瀉其火也故標本論云本而標之先治其本後治其標既肝受火邪先於肝經五穴中瀉滎火行間穴是也後治其標者於心經五穴內瀉滎火少府穴是也以藥論之入肝經藥爲引用瀉心火藥爲君是治實邪之病也假令肝受腎邪是從後來者爲虛虛則當補其母故標本論云標而本之先治其標後治其本既肝受水邪當先於腎經湧泉穴中補木是先治其標後於肝經曲泉穴中瀉木是後治其本此先治標者推其至理亦是先治其本也以藥論之入腎經藥爲引用補肝經藥爲君是也

用藥法象

天有陰陽　風寒暑濕燥火　三陰三陽上奉之

此溫涼寒熱四氣是也溫熱者天之陽也寒涼者地之陰也

此乃天之陰陽也

地有陰陽　金水木火土　生長化收藏下應之

此辛甘淡酸苦鹹六味是也皆象於地辛甘淡者地之陽也

酸苦鹹者地之陰也此乃地之陰陽也

味薄者為陰中之陽味薄則通酸苦鹹平是也

味厚者為陰中之陰味厚則泄酸苦鹹寒是也

氣薄者為陽中之陰氣薄則泄辛甘淡平寒涼是也

氣厚者為陽中之陽氣厚則熱辛甘溫熱是也

陰中有陰陽中有陽

平旦至日中天之陽陽中之陽也

日中至黃昏天之陽陽中之陰也

合夜至鷄鳴天之陰陰中之陰也

鷄鳴至平旦天之陰陰中之陽也

故人亦應之言人身之陰陽也則外爲陽內爲陰背爲陽腹爲陰藏爲陰府爲陽所以欲知陰中之陰陽中之陽者何也蓋知冬病在陰夏病在陽春病在陰秋病在陽皆視其所在而施鍼石藥物也

背爲陽陽中之陽心也　背爲陽陽中之陰肺也

腹爲陰陰中之陰腎也　腹爲陰陰中之陽肝也

腹爲陰陰中之至陰脾也

此皆陰陽表裏內外雌雄相輸應故以應天之陰陽也

形色性味體

形　金木水火土　真假　輕枯虛薄緩淺假宜治上

色　青赤黃白黑　深淺　重潤實厚急深真宜治下

性　寒熱溫涼平　急緩

味　辛酸鹹苦甘　厚薄　其中平者宜治中

體　虛實輕重平　枯潤　宜處方

諸藥相反例

甘草反大戟芫花甘遂海藻

烏頭反半夏栝蔞貝母白歛白芨

藜蘆反細辛芍藥人參丹參苦參沙參

用藥凡例

凡解利傷風以防風爲君甘草白朮爲佐經云辛甘發散爲陽風以辛散防風味辛乃治風通用故以防風爲君甘草白朮爲佐

凡解利傷寒以甘草爲君防風白术爲佐是寒以甘發散或有
別證於前隨證治病藥內選用其分兩以君臣論之
凡眼暴發赤腫以防風黃芩爲君以瀉火以黃連當歸根和血
爲佐兼以各經藥引之
凡眼久病昏暗以熟地黃當歸身爲君以羌活防風爲臣甘草
甘菊之類爲佐
凡痢疾腹痛以白芍藥甘草爲君當歸白术爲佐見血先後以
三焦熱論
凡水瀉以茯苓白术爲君芍藥甘草爲佐
凡諸風以防風爲君隨證藥爲佐
凡嗽以五味子爲君有痰者以半夏爲佐喘者以阿膠爲佐有
熱無熱俱以黃芩爲佐但分兩多寡不同耳

凡小便不利以黃柏知母爲君茯苓澤瀉爲佐

凡下焦有濕以草龍膽防已爲君甘草黃柏爲佐

凡痔漏以蒼术防風爲君甘草芍藥爲佐詳別證加減

凡諸瘡以黃連當歸爲君甘草黃芩爲佐

凡瘧疾以柴胡爲君隨所發之時與所屬經分用引經藥佐之

已上皆用藥之大要更詳別證於前隨證治病藥內逐旋加減用之

制方用藥例

東方甲風乙木其氣溫其味甘在人以肝膽應之

南方丙熱丁火其氣熱其味辛在人以小腸心三焦胞絡應之

中央戊濕而本氣平其兼氣溫涼寒熱在人以胃應之

中央己土其本味鹹其兼味辛甘酸苦在人以脾應之

西方庚燥辛金其氣涼其味酸在人以肺大腸應之
北方壬寒癸水其氣寒其味苦在人以膀胱腎應之
人乃萬物中之一也獨陽不至獨陰不長須稟兩儀之氣而生化也垂世立教不能混說必當分析以至理而言則陰陽相附不相離其實一也呼則因陽出吸則隨陰入天以陽生陰長地以陽殺陰藏此上說正明補瀉君臣之一也故曰主病者爲君用藥之機會要明輕清成象重濁成形本乎天者親上本乎地者親下則各從其類也清中清者清肺以助天真清中濁者榮華腠理濁中清者榮養於神濁中濁者堅強骨髓故至真要大論云五味陰陽之用辛甘發散爲陽酸苦涌泄爲陰淡味滲泄爲陽醎味涌泄爲陰六者或收或散或緩或急或燥或潤或耎或堅各以所利而行之調其氣使之平也帝曰非調氣而得者

治之奈何有毒無毒何先何後願聞其道曰有毒無毒所治爲主適小大爲制也又云君一臣二制之小也君一臣三佐五制之中也君一臣三佐九制之大也

寒者熱之熱者寒之微者逆之甚者從之堅者消之客者除之勞者溫之結者散之留者行之燥者潤之急者緩之散者收之損者溫之逸者行之驚者平之上者下之摩之浴之薄之劫之開之發之適事爲故逆者正治從者反治從少從多觀其事也各安其氣必清必靜則病氣衰去歸其所宗此治之大體也帝曰反治何謂也岐伯曰熱因寒用寒因熱用塞因塞用通因通用必伏其所主而先其所因其始則同其終則異可使潰堅可使破積可使氣和可使必已方制君臣何謂也曰主病之爲君佐君之謂臣應臣之謂使非上中下三

品之謂也帝曰三品何謂岐伯曰以明善惡之殊貫也

用丸散藥例

仲景云剉如麻豆大與㕮咀同意夫㕮咀古之制也古者無鐵刀以口咬細令如麻豆爲粗藥煎之使藥水清飲於腹中則易升易散也此所謂㕮咀也今人以刀器剉如麻豆大此㕮咀之易成也若一槩爲細末不分清濁矣經云清陽發腠理濁陰走五臟果何謂也又曰清陽實四肢濁陰歸六府是也㕮咀之法取清汁易行經絡故也若治至高之病加酒煎以去濕加生薑煎補元氣以大棗煎散風寒以葱白煎去膈上病以蜜煎散者細末也不循經絡止去胃中及臟府之積氣味厚者白湯調服氣味薄者煎熟和柤服丸者去下部之疾者其丸極大而光且圓治中焦者次之治上焦者極小稠麪糊丸者取其遲

化直至下焦或酒或醋丸者取其收散之意也犯半夏南星欲去濕痰者以生薑汁煑糊爲丸者又易化也煉蜜爲丸者取其遲化而氣循經絡也蠟丸者取其難化而旋旋施功也大抵湯者蕩也去久病者用之散者散也去急病者用之丸者緩也不能速去其病用藥舒緩而治之也古今方劑錙銖分兩與今不同謂㕮咀者即今之如麻豆大是也云一升者今之大白盞也云銖者六銖乃一分是二錢半也二十四銖爲一兩云三兩者今之一兩云二兩者今之六錢半也料例大者今之三分之一足矣

論用藥必本四時

凡用藥若不本四時以順爲逆四時者是春升夏浮秋降冬沉乃天地之升降浮沉造化者脾土中造化也是爲四時之宜但言補之以辛甘溫熱之劑及味之薄者諸風藥是也此助春夏

之[illegible]也此便是瀉秋收冬藏之藥也在人之身乃肝心也但言之以酸苦寒涼之劑并淡味滲泄之藥此助秋冬之降沉者也在人之身乃肺腎也用藥者因此法度則生逆之則死縱令不死危困必矣

五行五色五味五走五藏主禁例

東方之木其色青其味酸其藏肝肝主筋木曰曲直曲直作酸

酸走肝筋病人毋多食酸

南方之火其色赤其味苦其藏心心主血火曰炎上炎上作苦

苦走心心病人毋多食苦

西方之金其色白其味辛其藏肺肺主氣金曰從革從革作辛

辛走肺氣病人毋多食辛

北方之水其色黑其味鹹其藏腎腎主骨水曰潤下潤下作鹹

鹹走腎骨病人毋多食鹹

中央之土其色黄其味甘其藏脾脾主肉土曰稼穡稼穡作甘

甘走脾肉病人毋多食甘

東垣論君臣佐使

至真要大論曰有毒無毒所治爲主主病者爲君佐君者爲臣應臣者爲使一法力大者爲君凡藥之所用皆以氣味爲主補瀉在味隨時換氣薄者爲陽中之陰氣厚者爲陽中之陽味薄爲陰中之陽味厚者爲陰中之陰辛甘淡之熱者爲陽中之陽辛甘淡之寒者爲陽中之陰酸苦鹹之寒者爲陰中之陰酸苦鹹之熱者爲陰中之陽夫辛甘淡酸苦鹹乃味之陰陽又爲地之陰陽也温凉寒熱乃氣之陰陽又爲天之陰陽也氣味生成而陰陽造化之機存焉一物之内氣味兼有一藥之中理性具

爲主對治療由是而出假令治表實麻黄葛根表虚桂枝黄芪裏實枳實大黄裏虚人參芍藥熱者黄芩黄連寒者乾薑附子之類也君藥分兩最多臣藥次之佐使藥又次之不可令臣過於君君臣有叙相與宣攝則可以禦邪除病矣

王海藏云常人求診拱默苟令切脉試其能知病否且脉人之氣血附行於經絡熱勝則脉疾寒勝則脉遲實則有力虚則無力至於得病之由及所傷之物豈能以脉知乎故醫者不可不問其由病者不可不説其故孫眞人云未診先問最爲有準東坡亦云只圖愈疾不圖困醫二公之言良爲有理故書之以破世人之惑矣

保嬰撮要序

余一日過薛立齋先生見先生蓬頭執卷紬繹尋思恍然如經生下帷之狀先生以余至乃入戶理衣冠余締觀几案中皆殘編斷簡皮殼脫落及取一卷閱之其點竄註釋較之經生下帷者倍之矣余曰先生苦心哉先生曰醫之道不明世之患夭札者將何所控訴爲也而嬰兒爲甚夫嬰兒不能言也傳曰如保赤子心誠求之雖不中不遠矣夫中其欲非難也尤須心誠求之而況于疾痛癢痾變幻百出者邪今之醫者率執數方以求試及其不効則曰命也夫按方以求病非因病以處方此與刻舟膠柱者何異焉顧卒諉之命悲夫先生又曰眞精合而人生焉冠人之身亦藉脾土以生茲蓋主本之論云今嬰兒雖未能言然聲音之所悲號形氣之所宣揚意欲之所指向機未嘗不

可見也盧之實之扶之抑之古人之盛法俱在或晦而難辯或雜而不分岌乎學醫者之望洋矣余曰願先生纂而約之余將刻以傳焉先生唯唯余又曰頻年以來倭夷弗靖圻墟村落之民耕織之所依者十亡二三也先生盡用心椄之倘是書的然可傳則今日之所生全者即不必皆俊秀固亦雲漢之遺黎桑榆之耕織也先生有餘仁矣書成于丙辰歲正月余不佞爲之識其篇端立齋先生名已官太醫院使述三吳世家云

嘉靖丙辰歲春正月吉日

賜進士第中憲大夫知蘇州府事前工科給事中閩林懋敬書

保嬰撮要目錄

卷一

卷二

卷三

保嬰撮要目録畢

高氏醫按 傷寒撮要目錄 五 守中

保嬰撮要卷之一　薛氏醫按

吳郡薛鎧集　薛己　驗

江都　魏一元校

初誕法

小兒初胎稟陰陽五行之氣以生臟腑百骸藉胎液以滋養受氣既足自然生育分娩之時口含血塊啼聲一出隨即嚥下而毒伏於命門遇天行時氣久熱或飲食停滯或外感風寒驚風發熱等因發爲瘡疹須急於未啼時用軟帛裹指挖去其血用黃連豆豉硃砂蜜甘草解之後雖出痘亦輕矣有嚥入即時腹脹嘔吐短氣不乳者用茯苓丸治之但黃連性寒若稟母氣膏粱積熱者宜服若滋味淡薄胎氣元弱者又不宜用其硃砂固能解毒恐金石鎮墜不若只以牛黃分許蜜調與吮爲佳世多用

犀角解毒丸其胎氣虛寒虛弱者反傷脾胃生氣甚致不育又有嬰兒因其難產或冒風寒而垂危者切不可便斷臍帶急烘綿絮包抱懷中急以胎衣置火中煨燒更用大紙撚於臍帶上往來燎之使煖氣入腹須臾氣復自甦尤戒浴沐恐腠理不密元氣發泄而外邪乘之也

黃連法臨月用黃連細切爲末綿裹百沸湯拭口

甘草法預以甘草細切少許臨產時以綿裹沸湯泡盞內覆溫收生之際以軟綿裹指蘸甘草汁拭其口次用黃連法硃蜜法

硃蜜法用黃連細切沸湯泡良久濾淨拭兒口中吐去惡汁更與硃砂一大豆許細研以蜜一蜆殼抹兒口服之非獨鎮心定魄安神解毒更能益肝膽除煩熱辟邪氣也

又牛黃法與硃蜜同少加牛黃能益肝膽除熱定精神止驚邪

辟惡氣除小兒百病

茯苓丸　赤茯苓　黄連胎冷用芍藥　枳殼炒各等分

右爲末煉蜜丸桐子大每服一丸乳汁化下

護養法

巢氏云小兒初生肌膚未實宜用舊絮護其背不可太煖更宜數見風日則血氣剛强肌肉緻密若藏於重幃密室或厚衣過煖則筋骨軟脆不任風寒多易致病衣服當隨寒熱加減但令背煖爲佳亦勿令出汗恐表虚風邪易傷乳哺亦不宜過飽若宿滯不化用消乳丸治之陳氏所謂忍三分寒吃七分飽頻揉肚少洗澡要肚煖頭涼心胸涼皆至論也須令乳母預慎七情六淫厚味炙煿則乳汁清寧兒不致疾否則陰陽偏勝血氣沸騰乳汁敗壞必生諸症若屢用藥餌則臟腑陰損多致敗症可

不慎歟大抵保嬰之法未病則調治乳母旣病則審治嬰兒亦必兼治其母爲善

消乳丸

縮砂仁　陳皮　京三稜煨　蓬朮煨　神麯　麥芽各半兩

香附子炒一兩　以上爲末麵糊丸麻子大每服二三丸白湯下

噤風撮口臍風

小兒初生噤風者因胎中受熱毒流心脾生下復爲風邪所搏致眼閉口噤啼聲不出舌上如粟口吐白沫在百日內見撮口者因胎熱兼風自臍入於心脾致面目黃赤氣息喘急啼聲不出舌强唇青聚口撮面腹脹青筋吊腸牽痛吐白沫者不救法當疏利臍風者因斷臍之後爲水濕風邪入於心脾致腹脹臍腫四肢柔直啼不吮乳甚者發搐先用龍膽湯天麻丸之類以

去痰涎後用益脾散之類補脾胃若臍邊青黑手拳口噤是爲內搐不治受病之源皆因乳母七情氣鬱厚味積熱所致若爪甲黑伸引努力臍突者用大連翹飲子之類又斷臍不盈尺多患此者以舊綿燒灰摻之齒齦有泡如粟以帛裹指蘸溫水擦破口即開不用藥七日內患者百無一生古人治法大率如此又田氏治噤風用天南星末一錢片腦少許以指蘸薑汁擦齦立開丹溪用赤足蜈蚣去足炙爲末以豬乳調五分徐徐灌之或用牛黄以竹瀝調服一字隨以豬乳滴於口中聖惠方用鬱金藜蘆瓜蒂爲末水調搐鼻中錢氏云撮口因浴後拭臍風邪所入而作用益黄散補之無擇云視其齒齦有泡擦破口即開用眞白僵蠶爲末蜜調塗口內保嬰集云小兒百日臍風馬牙當作胎毒瀉足陽明火用針挑破以桑樹白汁塗之又云初生

小兒時時宜傅桑汁不然多有舌硬撮口之症竊謂臍風果因浴拭外傷皮膚者用綿灰或枯礬抹擦之即愈若因乳母肝脾鬱怒致兒爲患當治其母若因剪臍短少或因束縛不緊或因牽動風入臍中或因鐵器斷臍冷氣傳於脾絡以致前症者口內有水泡急掐破去其毒水以艾灸臍中亦有生者

千金龍膽湯治月內臍風撮口四肢驚掣發熱吐乳及變蒸客忤鬼氣驚癇加人參當歸

龍膽草炒黑　釣藤鈎　柴胡　黃芩炒　桔梗

芍藥炒　茯苓　甘草各二錢五分　蜣螂二枚去翅足　大黃煨二錢五分

右爲末每服一二錢水煎量兒加減

天麻丸治鈎腸鎖肚撮口

天南星炮二錢　白附子　牙硝　天麻　五靈脂

全蝎焙各一錢　輕粉五分　巴豆霜一字
右爲末每服一字薄荷湯調下
定命丹治天釣撮口通痢痰熱
全蝎七枚　天麻　南星炮　白附子各二錢五分　朱砂
青黛各一錢五分　輕粉　麝香各五分　片腦一字
右爲末米糊丸菉豆大每服一丸荊芥薄荷湯下先研半丸
吹入鼻中
銀硃丸治胎風壯熱痰盛翻眼口噤或胎中蘊毒
水銀和棗肉研　全蝎　南星　朱砂各一錢　白附子一錢五分
牛黄　蘆薈各三分　鉛霜五分和水銀研　片腦一字　麝香五分
真僵蚕炒七個　共爲末米糊丸芥子大每服三丸薄荷湯下
紫霜丸治變蒸發熱不解或食癇先寒後熱或乳哺失節宿滯

不化腹痞嘔吐或大便酸臭

代赭石（煆用醋淬七次）　赤石脂（各二兩）　杏仁（五十箇麩炒）　巴豆仁（三十枚去膜油心）

右先將杏仁巴豆研成膏入代赭石脂末研勻湯浸蒸餅化

粟米大每服三五丸米飲下

消食丸（方見黃胆）

控痰散治風噤先用此藥吐風涎次與益胃散和胃又與辰砂

膏利驚搐拳噤口者不治

蝎尾　銅青（各五分）　朱砂（一錢）　膩粉（一字）　麝香（少許）

右爲末每服一字茶清調下輕者勿用或以甘草湯吐之

甘草湯治撮口

甘草（生一錢）

右水煎以綿毬蘸吮令出痰涎却以猪乳點入口中即瘥

益胃散

白茯苓　人參　甘草　木香（濕紙裹煨）　草果（煨）

陳皮　厚朴（薑製）　紫蘇子（炒，各等分）

右爲末每服一錢薑棗水煎

辰砂膏治眼閉口噤啼聲不出吮乳不得口吐白沫

辰砂（三錢）　鵬砂　馬牙硝（各一錢五分）　玄明粉　全蝎

真珠（各一錢）　麝香（一分）

右爲末每服一豆許諸驚薄荷湯下潮熱甘草湯下月內用

乳汁調塗乳頭令吮之

葱號散治初生小兒七日不小便

葱白（三寸）　人乳　共同搗如泥傳兒口內即與吮乳

蠶號散治初生兒七日不乳名撮口

殭蠶四個去嘴略炒　茯苓少許　共爲末蜜調傳兒口內

僵蠶膏治撮口用眞僵蠶二枚去嘴畧炒爲末蜜調擦口中

撮風散治撮口

鈎藤鈎　朱砂　赤脚蜈蚣半條　眞殭蠶焙　蝎稍各一錢　麝香一字

右爲末每服一字竹瀝調下

瓜蒂散治臍風撮口

瓜蒂七个　赤小豆　秫米各七粒

右爲末用一豆許吹兩鼻內令出黃水更調服吐黃水即瘥

大連翹湯治胎熱臍風小便不通及諸般瘡毒

連翹　瞿麥　荆芥　木通　赤芍藥

當歸　防風　柴胡　滑石　蟬殼

甘草炒各一錢　山梔子　黃芩

右爲末每服二錢加紫草水煎熱甚加大黄更詳症加減

安臍散

羚羊角一錢鎊炒　亂髮一團燒令存性　蜈蚣一條赤足者炙

右爲末斷臍後卽傳之以絹帛緊束恐犯風也

脉法

錢仲陽云小兒之脉氣不和則弦急傷食則沉緩虛驚則促急風則浮冷則沉細脉亂者不治水鏡訣云陰陽運合男女成形已分九竅四肢乃生五臟六腑部分旣別逆順難明若憑寸口之浮沉必乃横亡於孩子須明虎口辯別三關消詳用藥始無差誤未至三歲看虎口食指第一節名風關脉初見易治第二節名氣關脉見病深難治第三節名命關脉見死不治三關青是四足驚赤是水驚黑是人驚紫色瀉利黄色雷驚三關通度

是極驚之症必死或青或紅有紋如線一直者是乳食傷脾必發驚熱左右一樣者是驚與積齊發有三條或散是肺生風痰或似齁鮯聲有赤是傷寒及嗽如紅火是瀉紅黑相兼主下痢青多白痢紅多赤痢紫色相兼加渴虎口脉紋亂主胃氣不和青是驚與積青黑發慢驚脉入掌乃內釣指紋曲裡風盛彎外食積此論三歲以上之法若三歲以下更用一指按高骨乃分三關定其息數呼吸八至爲平脉九至不安十至危困浮主風沉遲主虛冷實主有熱緊主癲癇洪主熱盛沉緩主虛瀉微遲有積有蟲遲濇主胃脘不和沉主乳食難化沉細主乳食停滯緊弦主腹中熱痛牢實主大便秘沉而數者骨中有熱弦長是肝膈有風緊數乃驚風爲患四肢掣顫浮洪乃胃口有熱沉緊主腹痛有寒虛濡者有氣又主慢驚芤主大便利血四歲以下

用一指衮轉尋三部以關爲準七八歲移指少許九歲次第依三關部位尋取十一十二歲亦同十四十五歲依大方脉部位診視凡看脉先定浮沉遲數陰陽冷熱沉遲爲陰浮數爲陽更兼看部位青主驚風白主虚瀉赤主痰熱黑色病甚黄主脾疳以此相參察病治療庶無誤矣又全幼心鑑云小兒半歲之際有病當於額前眉端髮際之間以名中食三指曲按之兒頭在左舉右手在右舉左手食指爲上中指爲中名指爲下三指俱熱主感風邪鼻塞氣粗發熱咳嗽若三指俱冷主外感風寒内傷飲食發熱吐瀉若食中二指熱主上熱下冷名中二指熱主夾驚之疾食指熱主胸滿食滞又當參辨脉形主之○流珠形主飲食所傷内熱欲吐或腸鳴自利煩躁啼哭用助胃膏消飲食分陰陽若食消而病仍作用香砂助胃膏以補脾胃○環珠

形主脾虛停食胸膈脹滿煩渴發熱用五味異功散加山楂枳實健脾消食後用六君子湯調養中氣○長珠形主飽傷飲食積滯肚腹作痛寒熱不食先用大安丸消其積滯次以異功散健其脾氣○來蛇形主脾胃濕熱中脘不利乾嘔不食此疳當內作先用四味肥兒丸治疳後用四君子湯補脾○去蛇形主脾虛食積吐瀉煩渴氣短喘急不食困睡先用六君子湯加枳實健脾消積次以七味白术散調補胃氣○弓反裡形主感冒寒邪哽氣出氣驚悸倦怠四肢稍冷小便赤色咳嗽吐涎先用惺惺散助胃氣祛外邪後以五味異功散加茯神當歸養心血助胃氣若外邪既解而驚悸指冷脾氣受傷也宜用七味白术散補之若悶亂氣粗喘促哽氣者難治脾虛甚故也○弓反外形主痰熱心神恍惚夾驚夾食風癇痰盛先以天麻防風丸祛

外邪又用五味異功散調中氣○鎗形主風熱生痰發搐先用抱龍丸如未應用牛黃清心丸若傳於脾肺或過用風痰之藥而見一切諸症者專調補脾胃○魚骨形主驚痰發熱先用抱龍丸治之如未應屬肝火實熱少用抑青丸以清肝隨用六味丸以補肝或發熱少食或痰盛發搐乃肝木尅脾土用六君子湯加柴胡補脾土以制肝木○水字形主驚風食積胸膈煩躁頓悶少食或夜啼痰盛口噤搐搦此脾胃虛弱飲食積滯而木尅土也先用大安丸消導飲食次以六君鈎藤鈎補中清肝若已服消食化痰等劑而病不愈者用四君升麻柴胡鈎藤鈎升補脾氣平制肝木○針形主心肝熱極生風驚悸頓悶困倦不食痰盛搐搦先用抱龍丸祛風化痰次用六君子加鈎藤鈎平肝實脾○透關射指形主驚風痰熱聚於胸膈乃脾肺虧損痰

邪乘聚先用牛黄清心丸清脾肺化痰涎次用六君子湯加桔梗山藥補脾土益肺金○透關射甲形主驚風肝木尅制脾土之敗症急用六君木香釣藤鈎官桂温補脾土未應即加附子以回陽氣多得生者嘗聞古人云小兒為芽兒如草之芽水之漚盔因臟腑脆嫩口不能言最難投劑當首察面色而知其所屬次驗虎口以辨其所因實為治法之簡要也

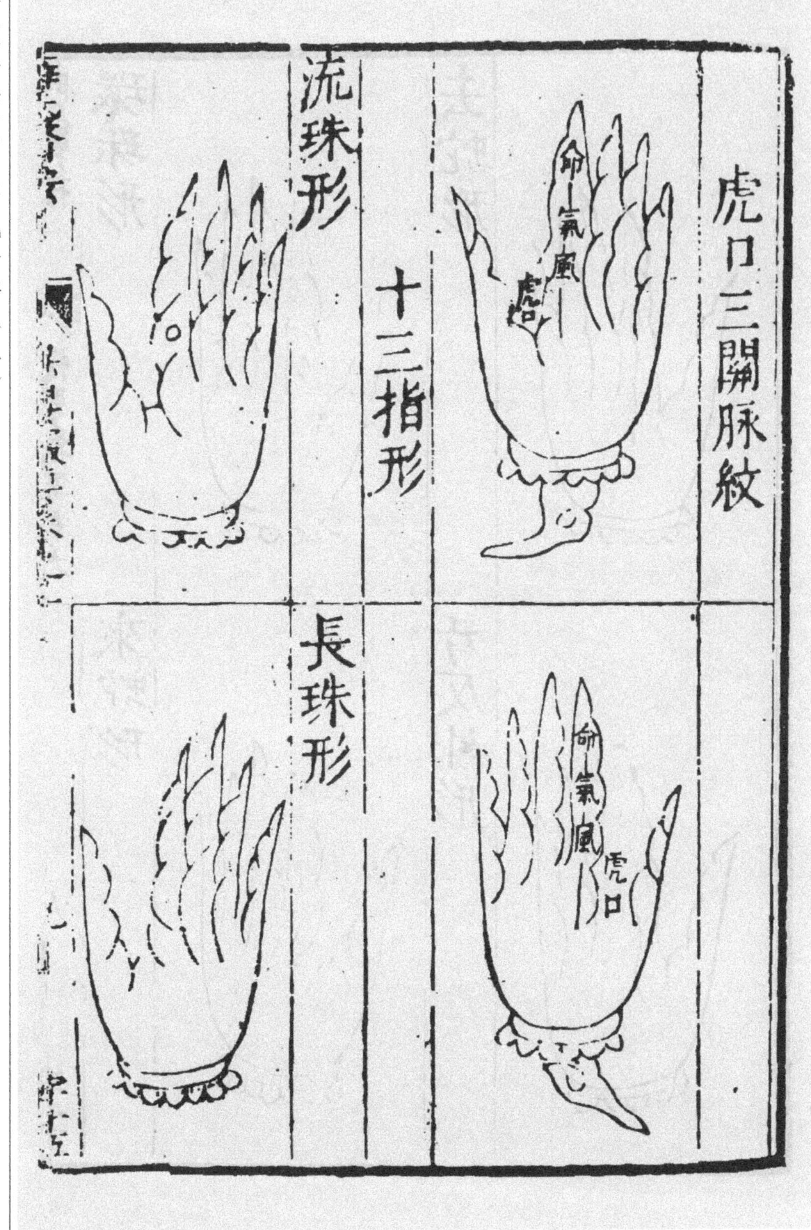

虎口三關脈紋
命
氣
風
虎口
十三指形
流珠形
命
氣
風
虎口
長珠形

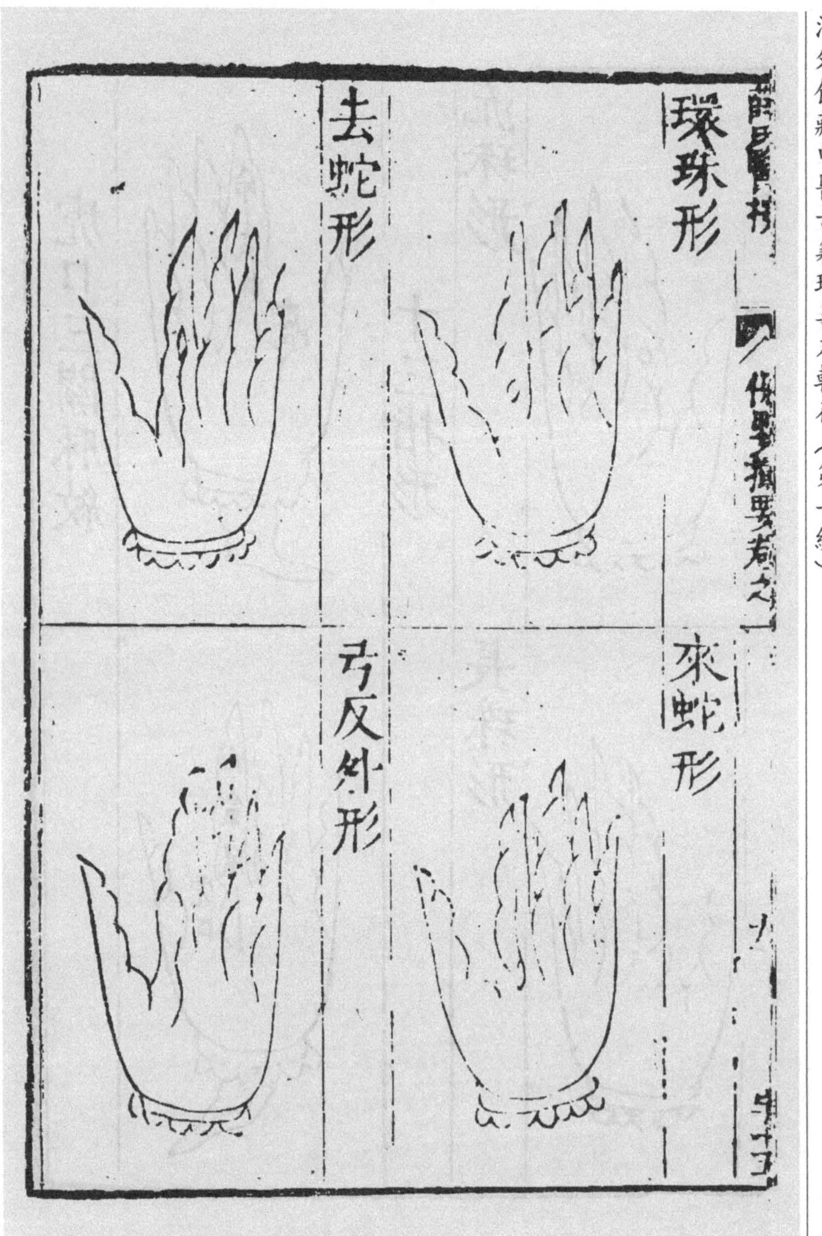
環珠形
去蛇形
來蛇形
弓反外形

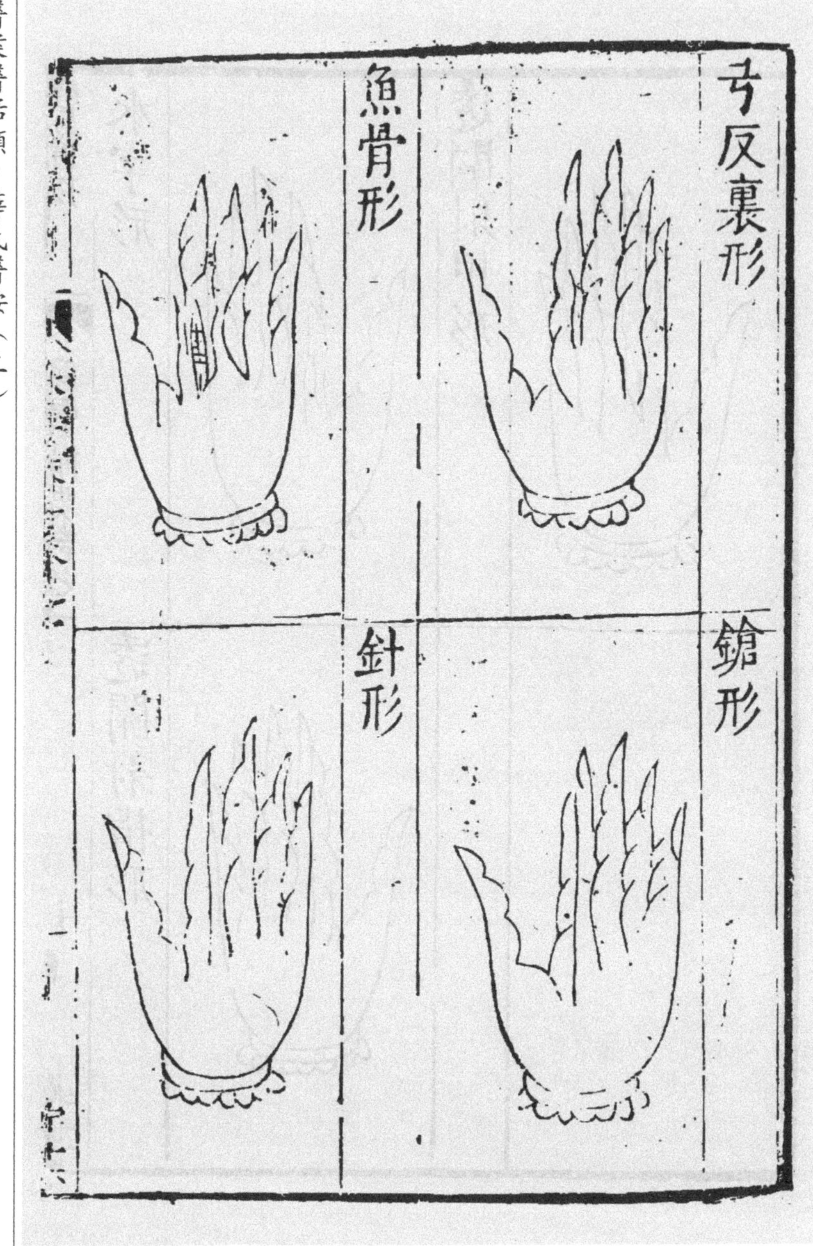
弓反裏形
魚骨形
鎗形
針形

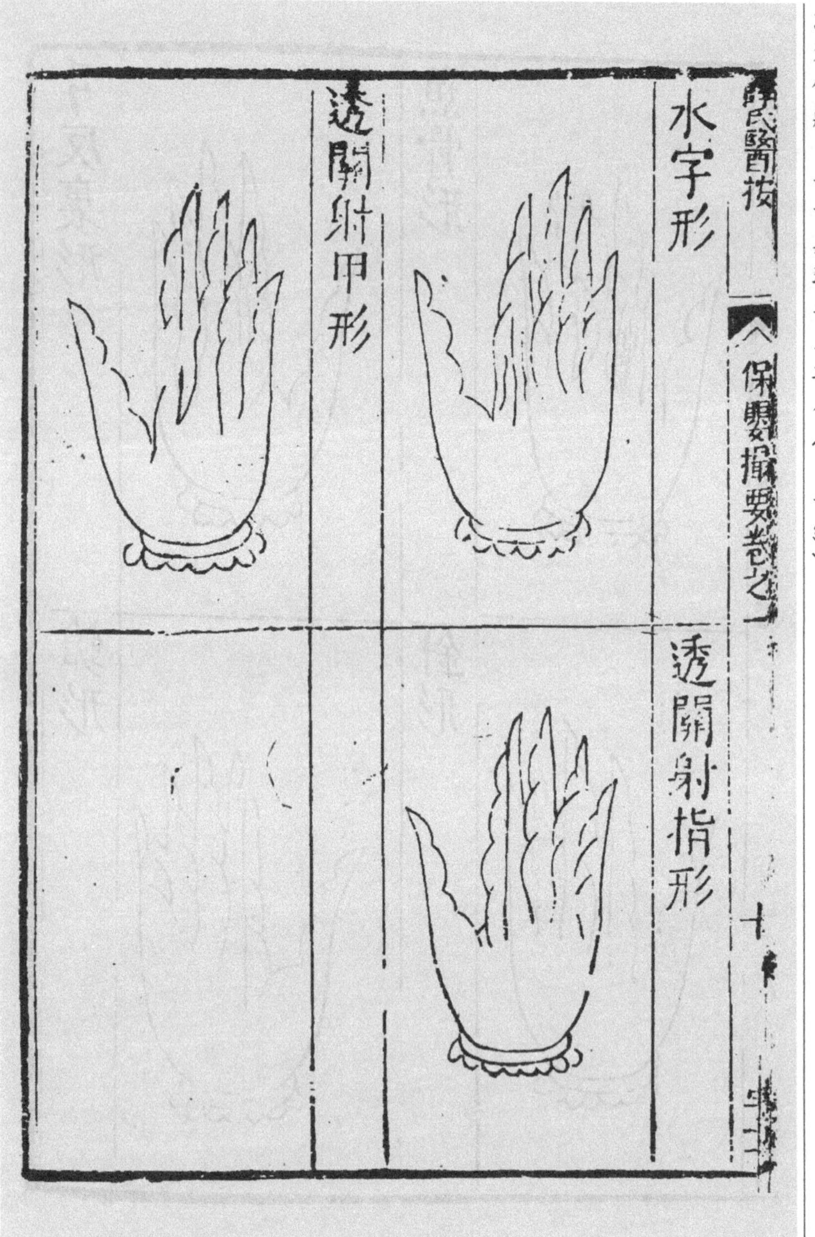

鄧氏醫按
保嬰撮要卷之一
水字形
透關射甲形
透關射指形

流珠只一點紅色環珠差大長珠圓長巳上非謂圈子總皆經脉貫氣之如此來蛇卽是長珠散一頭大一頭尖去蛇亦如此分上下朝故曰來去角弓反張向裡爲順向外爲逆鎗形直上魚骨分開水字卽三脉並行針形卽過関一二粒米許射甲命脉向外透指命脉曲裡雖然余常治之亦有不專執其形脉而投劑者蓋但有是症卽服是藥而亦多驗

治驗

一小兒發熱吐瀉腹脹不乳其紋如流珠此脾胃氣傷先用香砂助胃膏後用六君子湯全愈

一小兒寒熱作嘔飲食不入按其腹乃哭脉紋如長珠此飲食停滯也用大安丸吐瀉宿滯遂安但脣目抽動大便稀黃此病邪去而虛熱所迫也用六君子湯加鈎藤鈎而愈

一小兒胸腹膨脹發熱頓悶脉紋如環珠以手按腹即哭此屬脾胃虚而飲食停滯也先用保和丸一服前症如失更加煩渴按其腹而不哭此宿食去而脾胃復傷也用五味異功散加柴胡治之頓瘳

一小兒不時乾嘔乳食不進肚腹膨脹脉形如來蛇此脾胃虚而成疳也用四味肥兒丸治疳佐以四君加蕪荑健中而痊後傷飲食吐瀉完穀形氣甚困四肢微搐視其紋如去蛇余曰且勿用藥次日吐止但搐而瀉青黄此脾土虚而肝木勝也用六君子加釣藤鉤而痊

一小兒未及周歲氣短喘急乳食少進時或吐乳視其形如去蛇乃脾傷而食積先用六君子加山查枳實漸愈後乳食復傷吐瀉作渴先與胃苓膏繼與白术散而愈

一小兒睡臥驚悸發熱痰盛脉形如弓之向外此因驚木旺傷脾而食不消也先以天麻防風丸祛風定驚後用五味異功散壯脾止搐全瘥

一小兒沉默昏倦肢冷驚悸其紋如弓之向裏此屬胃氣虚而外感寒邪也先用惺惺散以解外邪調胃氣諸症頓愈但手足逆冷又用六君子湯調補元氣而安

一小兒患咳嗽服牛黄清心丸加喘促腹脹余視其右臉色赤紋指如鎗屬脾氣復傷用六君子湯頓安

一小兒沉困發熱驚搐不乳視其脉紋如亂魚骨此風熱急驚之症也先用抱龍丸少許祛風化痰後用六君子湯加柴胡壯脾平肝而愈

一小兒咳嗽發熱右臉赤色作渴煩悶倦怠少食肚腹作脹

脉紋如針此風邪傷肺而飲食傷脾也先用六君子湯加桔梗杏仁柴胡一劑諸症少愈後去杏仁柴胡再劑而安

一小兒發熱夜啼乳食不進昏迷抽搐痰盛口噤脉紋如水字此脾肺氣虛風木所乘痰食積於胸腹也先用大安丸後用六君子加釣藤鈎而愈

一小兒發熱右臉赤咳嗽痰盛其脉紋透關射指余以爲風邪蘊結於肺而痰作也用二陳加桑皮杏仁桔梗治之自用發散降火之劑風痰不退發熱益甚余曰此脾肺氣虛治失其宜遂用五味異功散加炒桔梗漸愈又用六君子湯而愈

一小兒停食發熱服芩連三稜厚朴等劑飲食日少胸腹膨脹其紋透至指甲用補中益氣湯加木香釣藤鈎溫[illegible]氣十制肝木數劑漸効又用六君子湯加炮薑治之而安[illegible]

間泛用金石腦麝祛逐之劑變驚而殁者不能枚舉惜哉

香砂助胃膏方見熱吐　　五味異功散

六君子湯二方見内釣　　太安丸方見虚羸

四味肥兒丸方見嘔吐　　四君子湯方見内釣

七味白术散方見腹痛　　惺惺散

天麻防風丸二方見咳嗽　　抱龍丸方見傷寒

牛黄清心丸方見急驚　　抑青丸方見驚啼

六味丸方見腎臟　　保和丸方見虚羸

胃苓湯方見霍亂吐瀉　　二陳湯方見寒冷嘔吐

變蒸

巢氏云小兒變蒸者以長氣血也變者上氣蒸者體熱俾陽云變者易也又云變蒸者自内而長自下而上又身熱故每變畢

卽覺性情有異於前何者長生臟腑意智故也何謂三十二日長骨添精神人有三百六十五骨以象天數以應期歲以分十二經絡自初生至三十二日一變生癸屬足少陰經腎藏精與志六十四日二變一蒸生壬屬足太陽經膀胱腑其發耳與骫冷腎與膀胱合俱主於水天一生水地六成之至九十六日三變生丁屬手少陰經心藏神其性爲喜至一百二十八日四變二蒸生丙屬手太陽經小腸腑其發汗出而微驚心與小腸合爲火地二生火天七成之至一百六十日五變生乙屬足厥陰經肝藏魂喜哭至一百九十二日六變三蒸生甲屬足少陽經膽腑其發目不閉（一作開）而赤肝與膽合主木天三生木地八成之至二百二十四日七變生辛屬手太陰經肺藏魄主聲至二百五十六日八變四蒸生庚屬手陽明經大腸腑其發膚熱而

汗或不汗肺與大腸合主金地四生金天九成之至二百八十八日九變生巳屬足太陰經脾藏意與智至三百二十日十變五蒸生戊屬足陽明經胃腑其發不食腹痛而吐乳脾與胃主土天五生土地十成之又手厥陰經心包絡爲臟手少陽經三焦爲腑此一臟一腑俱無狀故不變而不蒸也前十變五蒸乃天地之數以生成之此後如生齒能言知喜怒故云始全也太倉云氣入四肢長碎骨於十變後六十四日爲一大蒸計三百八十四日長其經脉手受血故能持物足受血故能行立經云變且蒸謂蒸畢而足一歲之日有餘也師曰不汗而熱者發其汗大吐者微止不可别治又六十四日爲二大蒸計四百四十八日又六十四日爲三大蒸計五百一十二日至五百七十六日變蒸既畢兒乃成人也變者生五臟也蒸者養六腑也變者

上氣蒸者發熱每經一變一蒸情態即異輕則發熱微汗其狀似驚重則壯熱脉亂而數或汗或吐或煩啼躁渴輕者五日解重者七八日解其候與傷寒相似亦有變蒸之餘續感寒邪者但變蒸則耳冷骫冷上唇發泡如濁珠若寒邪摶之則寒熱交爭腹中作痛而啼叫之聲日夜不絕變者易也蒸於肝則目眩微赤蒸於肺則嚏咳毛聳凡五臟六腑肋脉骨循環各有證應其治法平和者散表之實熱者微利之可服紫霜丸黑散子柴胡湯有寒無熱并吐瀉不乳多啼者當歸散調氣散主之變蒸之外小兒體貌情態自然平和大抵人得中和之道以爲純粹陰陽得所剛柔兼濟氣血和而百脉順所以心智益通精神俱備臟腑充實形體固壯齒細髮黑聲洪睡穩此乃受氣充足稟性得中而無疾爾前症蓋小兒所不免者雖勿藥亦可也前藥

峻烈非惟臟腑之不勝抑且反傷氣血余常見一小兒至一歲發熱有痰投抱龍丸一粒卒至不救觀此可驗慎之慎之其不熱不驚略無症候而暗變者蓋受胎氣壯實故也

紫霜丸方見撮口

紫陽黑散治變蒸解利熱氣

麻黄二兩不去節　大黄半兩　杏仁去皮二分半研

右以前三味和一處杵碎略燒存性後入杏仁膏和之密盛貯每用一豆許乳汁和嚥之

柴胡湯治變蒸骨熱心煩啼叫不已

人參二錢　甘草二錢微炙　麥門冬二錢去心　龍胆草酒炒黑　防風各一錢

柴胡五分

右每服一錢水煎

當歸散治變蒸有寒無熱

當歸二錢　木香　官桂者辣　甘草炙　人參各一錢

右每服一錢薑棗水煎

調氣散治變蒸吐瀉不乳多啼欲發慢驚

木香　香附子　人參　橘皮　藿香　甘草炙各一錢

右爲末每服一錢薑棗水煎服

肝臟

錢仲陽云肝主風實則目直大叫項急煩悶虛則咬牙呵氣熱則外生風氣溫則內生風大青膏散之若能飲水不止用大黄丸微下肝熱則目直不欠食之搐手尋衣領及亂捻物瀉青丸主之壯熱飲水喘悶瀉白散主之肝病秋見肺怯不能勝肝也當用益黄散補脾瀉青丸治肝肝有風則目連眨得心熱則搐用瀉青丸治肝導赤散治心甚則身反張目直不搐則心不受

也當用地黄丸補腎瀉青丸治肝脣白者不治又張潔古云肝主風自病則風搐拘急若心乘肝爲實邪肺乘肝爲賊邪腎乘肝爲虛邪凡肝得病必先察其肺腎腎者肝之母肺者肝之賊今肝之得病若非腎水不能相生必是肺金鬼邪來尅故其來在肺先治其肺攻其鬼也其來在腎先補其腎滋其源也然後察其本臟之虛實而寒溫之竊謂前症若肝經實熱而外生風者宜用大青膏散之若旣服而前症仍作或益甚者此邪氣巳去而脾氣虧損也宜用異功散加芎歸補之若肝經虛熱或因尅伐而內生風者宜用異功散地黄丸補之若風邪入臟能食飲冷大便秘結者此邪氣內實也宜用大黄丸下之若旣下而食少飲湯或腹作脹者此脾氣內虛也宜用白朮散補之氣血素弱或因病後或服功伐之劑而手尋衣領咬牙呵欠目淡青

者乃肝經虚甚也急用地黄丸以補腎肝哽氣短氣長出氣乃肺經虚甚也急用異攻散以補脾肺若申酉時叫哭直視呵欠頓悶項急驚悸手足搖動發熱飲水者此風火相搏而勝肺金也用柴胡梔子散以治肝火生肝血用異功散補脾土生肺金若脣白者爲脾絶不治夫嬰童之症多因姙娠厚味七情或兒乳哺失宜或乳母飲食鬱怒所致病氣既見形氣已虚當推其所因用藥加漏蘆以治其母兒飲一二匙後倣此

大青膏治傷風痰熱發搐

天麻　青黛各一錢　白附子煨　烏蛇酒浸取肉焙　蝎尾各五分

天竺黄　麝香各一字

右爲末生蜜丸豆大每用半粒薄荷湯化下

大黄丸治風熱裏實口中氣熱二便秘赤飲水不止

青牽牛一両半生 一両半炒 川芎各半両 甘草二錢 大黄一両酒洗 飯上蒸

右為末糊丸麻子大每服數錢温蜜水乳後服以溏利為度量大小用

愚按前症既屬裏實二便秘法當疎下若初服雖未通利而病勢已退不可再服如二便未利病勢未退當減數丸研化服之恐過劑則元氣傷而變病也

瀉青丸治急驚發搐眼赤睛疼

當歸 龍膽草炒 川芎 防風 大黄炒 羌活 梔仁各等分

右為末煉蜜丸芡實大每服一丸砂糖湯化下

愚按前方足厥陰經解散肌表疎通内熱之藥也若大便秘結煩渴飲冷飲食如常者屬形病俱實宜用此以瀉之若大便調和煩渴飲冷目淡青色屬病氣實而形氣虚宜用抑肝

散平之若大便不實作渴飲湯飲食少思肢體倦怠者屬形病俱虛宜用地黃丸補之大抵前症若因肝經血虛風熱先用四物湯加鈎藤鈎以生肝血次用四君子湯以補脾土若因肝經血燥痰盛用地黃丸滋腎水生肝木四君加芍藥實脾土以平肝木若因攻伐而致脾土虛寒者急用六君子湯加丁香木香溫補脾土否則必變慢脾風也

抑肝散治肝經虛熱發搐或痰熱咬牙或驚悸寒熱或木乘土而嘔吐痰涎腹脹少食睡卧不安

軟柴胡　甘草各五分　川芎八分　當歸　白朮炒

茯苓　鈎藤鈎各一錢

右水煎子母同服如蜜丸名抑青丸

小柴胡湯加山梔牡丹皮名加味小柴胡治肝膽經風熱瘰癧寒熱往來日晡

綱

益元散解中暑傷寒疫癘飢飽勞損憂愁思慮驚恐悲怒傳染并汗後遺熱勞復諸疾兼解兩感傷寒百藥酒食邪熱毒治五勞七傷一切虛損內傷陰痿驚悸健忘癇瘛煩滿短氣痰嗽肌肉疼痛腹脹悶痛淋閉澀痛服石淋瘵身熱嘔吐泄瀉腸澼下痢赤白除煩熱胸中積聚寒熱止渴消畜水婦人產後損液血虛陰虛熱甚催生下乳治吹乳乳癰牙瘡齒疳此藥大養脾腎之氣通九竅六腑去留結益精氣壯筋骨和氣通經脈消水穀保真元明耳目安魂定魄強志輕身駐顏益壽耐勞役飢渴乃神驗之仙藥也

小便自利者不宜用

發熱潮熱身熱不欲飲食或怒火口苦耳聾咳嗽或脇痛胸滿小便不利或泄瀉吐酸若水或肢體搐動唇目抽劄並宜用之方見變蒸

異功散方見天釣　地黃丸方見臟腑

白朮散方見積滯　柴胡梔子散方見諸熱

導赤散方見心臟　四物湯方見急驚

四君子湯　六君子湯二方見內釣

加味清胃散方見天釣　補中益氣湯方見虛羸

心臟

錢仲陽云心主驚實則叫哭發熱飲水而搐虛則困卧驚悸不安又云熱則睡中口氣温及上竄咬牙而合面卧有就冷之意皆心熱也導赤散主之若仰面卧者乃心氣實氣不得上下流

通也瀉心散主之心病冬見火勝水也當補腎治心輕者病自愈下竄不語者腎虛怯也又張潔古云心主熱若肺乘心爲微邪肝乘心爲虛邪脾乘心爲實邪腎乘心爲賊邪凡心臟得病必先調其肝腎肝氣通則心氣和肝氣滯則心氣乏此心病先求其肝清其源也五臟受病必傳其所勝腎之邪必傳於心故先治其腎逐其邪也若肝腎脉俱和然後察其心家虛實治之

竊謂仰面臥者因其心胸實熱故喜仰面而向虛也合面臥者因心胸虛熱故喜合臥而就實也實則調治心肝虛則調補脾肺二者別之盡其狀矣其咬牙等症多有雷同不必拘泥如用瀉心導赤等劑邪氣雖去而病仍作當調補元氣或反甚急溫補元氣其心氣冬見或亥子時病益甚或下竄不語者乃腎水虛而心火甚也用地黄丸其乳下嬰兒須母服之

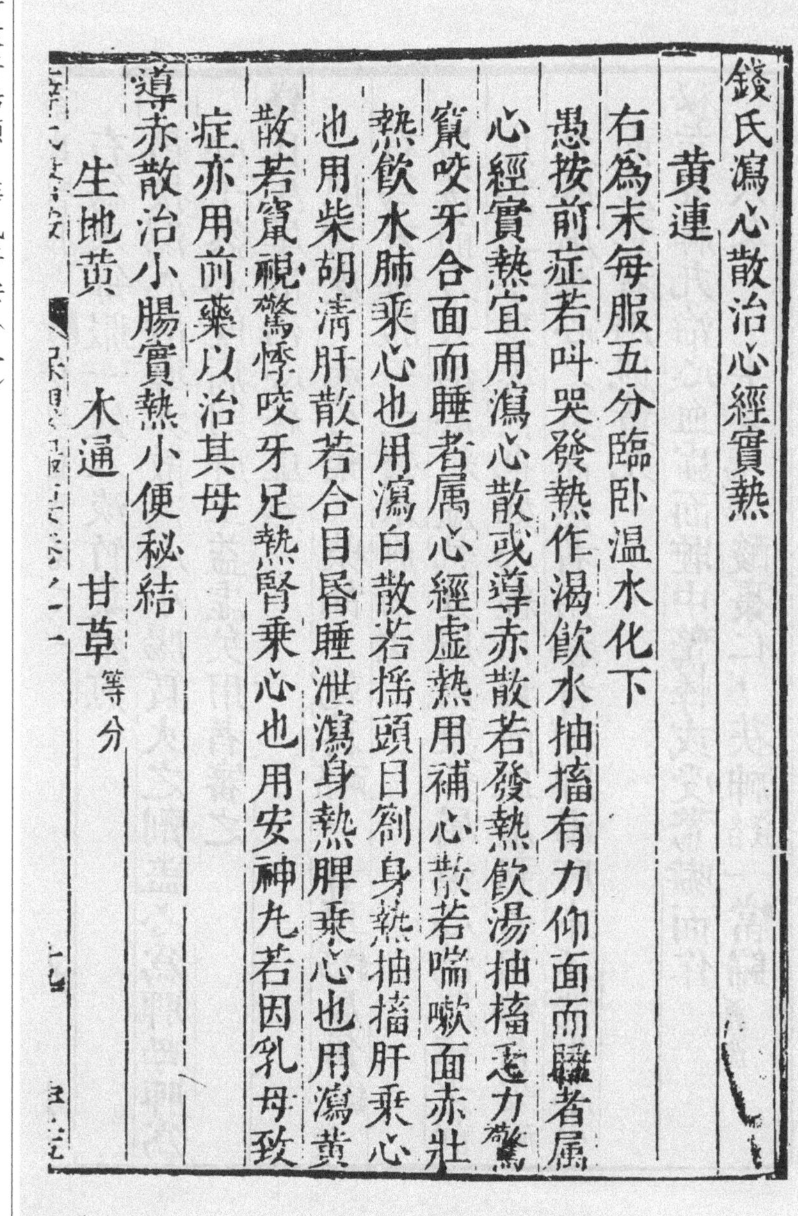

錢氏瀉心散治心經實熱

黄連

右爲末每服五分臨卧温水化下

愚按前症若叫哭發熱作渴飲水抽搐有力仰面而睡者屬心經實熱宜用瀉心散或導赤散若發熱飲湯抽搐乏力驚竄咬牙合面而睡者屬心經虛熱用補心散若喘嗽面赤壯熱飲水肺乘心也用瀉白散若搖頭目劄身熱抽搐肝乘心也用柴胡清肝散若合目昏睡泄瀉身熱脾乘心也用瀉黄散若竄視驚悸咬牙足熱腎乘心也用安神丸若因乳母致症亦用前藥以治其母

導赤散治小腸實熱小便秘結

生地黄　木通　甘草等分

右爲末每服一錢入淡竹葉水煎

愚按瀉心散導赤散瀉心小腸實火之劑盖心爲脾母脾爲心子然心既病則脾土益虛矣用者審之

錢氏生犀散　治心經虛熱

地骨皮　赤芍藥　柴胡　乾葛各一兩　甘草五錢　犀角二錢鎊

右爲末每服一二錢水煎　新增

愚按前方云治心經虛熱其所用藥多屬瀉心瀉肝經之劑虛熱二字恐魯魚也如心經自病而血虛熱者用秘旨安神丸脾虛奪心之氣而熱者用秘旨補脾湯肝木不能生心火而虛熱者用地黃丸

秘旨安神丸　治心血虛而睡中驚悸或受驚嚇而作

人參　半夏湯泡　酸棗仁炒　茯神各一錢　當歸酒洗

橘紅　赤芍炒各七分　五味子五粒杵　甘草炙三分

右爲末薑汁糊丸芡實大每服一丸生薑湯下

地黄丸方見腎症　補心散方見驚啼

瀉白散方見肺臓　柴胡清肝散方見熱症

瀉黄散方見脾臓　秘旨補脾湯方見驚啼

脾臓

錢仲陽云脾主困實則困睡身熱飲水或不飲水虛則吐瀉生風脾胃虛寒則面皝白目無精光口鼻氣冷肌體瘦弱吐水腹痛不思乳食用益黄散下利用調中丸傷風手足冷者脾臓怯也先用益黄散補脾後用大青膏發散脾病見四季皆倣此順者易治逆者難治脾怯當面赤黄若兼五臓相勝隨症治之又張潔古云脾主濕自病則泄瀉多睡體重昏倦若肝乘脾爲賊

邪心乘脾爲虚邪，肺乘脾爲實邪，腎乘脾爲微邪。凡脾之得病，必先察其肝心二臟，盖肝是脾之鬼，心是脾之母，肝氣盛則鬼邪有餘，心氣虧則生氣不足，當用平肝氣益心氣。若診其脉肝心俱和，則脾家自病，察其虚實而治之。竊謂前症實者病氣實而形氣虚也。若面色㿠白，吐瀉腹痛，口鼻氣冷，屬寒水侮土，宜用益黄散。若面青唇黯，吐瀉，手足並冷，此脾土虚寒，用乾薑理中湯。若面色痿黄，手足不冷，此脾土虚弱，用人參理中湯。若傷風手足並冷，吐痰咳嗽，吐瀉腹脹，此脾肺氣虚，用五味異功散實脾氣，加防風、升麻散外邪。若發於寅卯之時，用六君、柴胡、升麻補脾土平肝木。然面黄者脾之本色也，面赤者火生土爲順，面青者木尅土爲逆，當平其所勝以補元氣爲善。

大青膏（方見肝臟）

調中丸（方見脾胃虚寒）

人參安胃散治脾胃虛弱傷熱乳食嘔吐瀉痢

人參一錢　黃芪二錢　生甘草　炙甘草各五分　白芍藥[illegible]

白茯苓四分　陳皮三分　黃連二分炒

右為末每服二錢水煎

愚按東垣云益黃散內有丁香青皮之辛熱蓋為寒水侮土而設也若因熱藥巴豆之類損其脾胃或因暑熱傷乳食而成吐瀉口鼻氣熱而致慢驚者宜用前散

益黃散治脾虛吐瀉不食米穀不化困倦力少滑腸夜起并疳虛盜汗涎流口角

陳皮一兩　丁香二錢　訶子炮去皮　青皮去白　甘草炙各半兩

右為末每服一錢水煎服

愚按前症若脾土虛寒或寒水侮土而嘔吐泄瀉手足並冷

或痰涎上壅睡而露睛不思乳食宜用此方若因脾土虚弱吐瀉者用六君子湯加柴胡如不應或手足俱冷屬虚寒也更加木香炮薑若因乳母脾虚肝侮必治以前藥若乳母鬱怒致兒患前症母服加味歸脾湯

錢氏瀉黃散一名瀉脾散　治脾熱吐舌

藿香葉　甘草各七錢五分　山梔仁一兩　石膏五錢　防風二兩

右用蜜酒微炒為末每服一二錢水煎

愚按前症若作渴飲冷卧不露睛手足熱甚或遍身發黃屬胃經實熱宜用瀉黃散若作渴飲湯卧而露睛手足並冷屬胃經虛熱宜用異功散若面青搐搦乳食少思肝乘脾也用秘旨補脾湯若面赤驚悸身熱昏睡心乘脾也用秘旨安神丸若面白喘嗽肢體倦怠肺乘脾也用補中益氣湯若唇黑

泄瀉手足指冷腎乘脾也用益黃散病後津液不足口乾作渴宜用七味白术散若乳母膏粱厚味七情鬱火所致當審其因而治其母

人參理中湯方見傷寒表裏　五味異功散

六君子湯二方見天釣內釣

肺臟

錢仲陽云肺主喘實則悶亂喘促或飲水虛則哽氣出氣短氣若肺盛復感傷寒則胸滿氣急喘嗽用瀉白散肺熱則手掐眉目鼻面用甘桔湯肺虛熱則唇色深紅少用瀉白散肺怯則唇色白用阿膠散若悶亂氣粗喘促哽氣者難治肺病久唇白者此脾肺子母皆虛也若白如猪脂者吉白如枯骨者死如脾病春見肺勝肝也用地黃丸補肝腎瀉白散以沛肺目淡青必發

驚更有赤者當搐爲肝怯也又張潔古云肺主燥自病則喘嗽燥則潤之若心乘肺爲賊邪肝乘肺爲微邪腎乘肺爲實邪脾乘肺爲虛邪凡肺之得邪必先觀心脾二臟之虛實若心火爍金當抑心滋肺若脾氣虛冷不能相生而肺氣不足則風邪易感宜補脾肺若脾實中痞熱氣上蒸於肺宜瀉脾氣若心脾平和而肺自病當察虛實治之竊謂肺經鬱熱用瀉白散肺氣自虛用四君子湯外邪所乘用參蘇飲心火炎爍用人參平肺散中焦實痞用大承氣脾不能生肺用異功散夫肺氣盛者肺中之邪氣盛也其脉右寸必浮而有力宜用瀉白散以瀉之若肺虛而有熱者執肺熱傷肺之說而不用人參誤矣仍參其症治之

瀉白散化痰止咳寬氣進食

地骨皮　桑白皮炒各一兩　甘草炙一錢

右爲末每服一二錢入粳米百粒水煎

愚按活人方云喘者肺氣盛而有餘然氣盛當認作氣衰有餘當認作不足蓋肺氣盛者肺中之火盛也有餘者肺中之邪有餘也其脉右寸必浮而有力右頰色赤用前藥以瀉之前症若乳母感冒風寒肺經蘊熱致兒爲患用參蘇飲若乳母膏粱醇酒積熱致兒是病用清胃散

甘桔湯治風熱上攻咽喉疼痛及喉痺妨悶

苦梗一兩　甘草二兩炒

右每服二錢水煎

阿膠散治肺虛咳嗽喘急或咳而哽氣喉中有聲

阿膠一兩五錢粉炒　鼠粘子二錢五分炒香　甘草一錢炙　馬兜鈴半兩炒

杏仁七個去皮尖　糯米一兩

右每服一二錢水煎

愚按前方乃直治肺金之劑經云虛則補其母若前藥未應當用五味異功散以補脾

地黃丸方見腎臟　　四君子湯方見內釣

參蘇飲方見諸熱　　人參平肺散方見咳嗽

大承氣湯方見傷寒表裏　　異功散

清胃散二方見天釣內釣

腎臟

錢仲陽云腎主虛無實症惟痘瘡實則黑陷更當分別症之虛實假如肺病又見肝症咬牙呵欠者易治肝虛不能勝肺也若目直視大叫哭項急煩悶者難治蓋肺病虛冷肝強實而勝肺也視病新久虛實虛則補其母實則瀉其子夫腎虛者由胎氣

不盛則神短顖開目多白睛面色晄白此皆難養縱長不過八八之數若恣色慾不及四旬而忘或有因病而致腎虛[illegible][illegible]云腎氣不足則下竄蓋腎虛骨重惟欲墜下而縮身也腎[illegible][illegible][illegible]腎虛則目無精光畏明皆用地黃丸腎病見夏水勝火也輕者病自退重者當驚發搐又張潔古云腎主寒自病則足脛寒而逆腎無實瘡疹黑陷乃實是水制火也若心乘腎爲微邪肺乘腎爲虛邪肝乘腎爲實邪脾乘腎爲賊邪本臟虛弱正令不行鬼賊尅害當補本臟之正氣假令肺病喘嗽見於初春當補腎見於夏救肺見於秋救脾見於冬補心瀉本臟乃名寒嗽大抵五臟各至本位即氣盛不可更補到所尅位不可更瀉然五行之中惟腎水一臟母盛而反受邪何則肺屬金射於皮毛所主者氣腎屬水主於骨髓所藏者精氣之輕浮能上而不能下精

之沉重能下而不能上此物性之自能今肺氣得熱而上蒸則不能下生於腎而受邪矣急服涼藥解之此腎病必先求肺或肺經之濕熱剋於腎宜去脾濕若脾肺平和而腎自病則察其本臟而治之竊謂下竄等症足不喜覆者蓋腰以下皆腎所主乃心氣下行於腎部也法用地黃丸壯腎水以制心火若因脾肺虛而不能生腎水者用補中益氣湯六味地黃丸以滋化源其瘡疹黑陷乃腎虛而邪氣實也尤當用地黃丸

地黃丸

熟地黃八錢杵膏　山茱萸肉　乾山藥各四錢　澤瀉

牡丹皮　白茯苓各三錢

右爲末入地黃膏量加米糊丸桐子大每服數丸温水空心化下行遲鶴膝加鹿茸牛膝五加皮

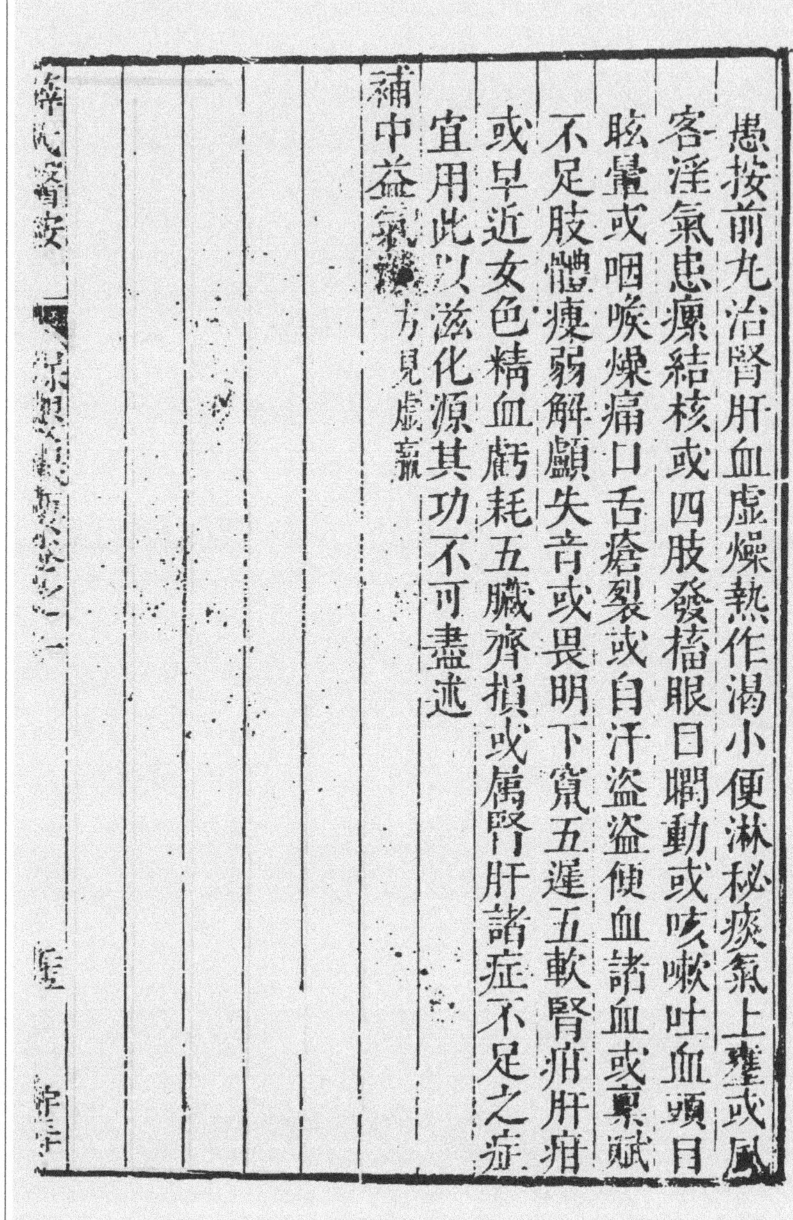

愚按前丸治腎肝血虚燥熱作渴小便淋秘痰氣上壅或風客淫氣患瘰結核或四肢發搐眼目瞤動或咳嗽吐血頭目眩暈或咽喉燥痛口舌瘡裂或自汗盜汗便血諸血或稟賦不足肢體瘦弱解顱失音或畏明下竄五遲五軟腎疳肝疳或早近女色精血虧耗五臟齊損或屬腎肝諸症不足之症宜用此以滋化源其功不可盡述

補中益氣湯 方見虛羸

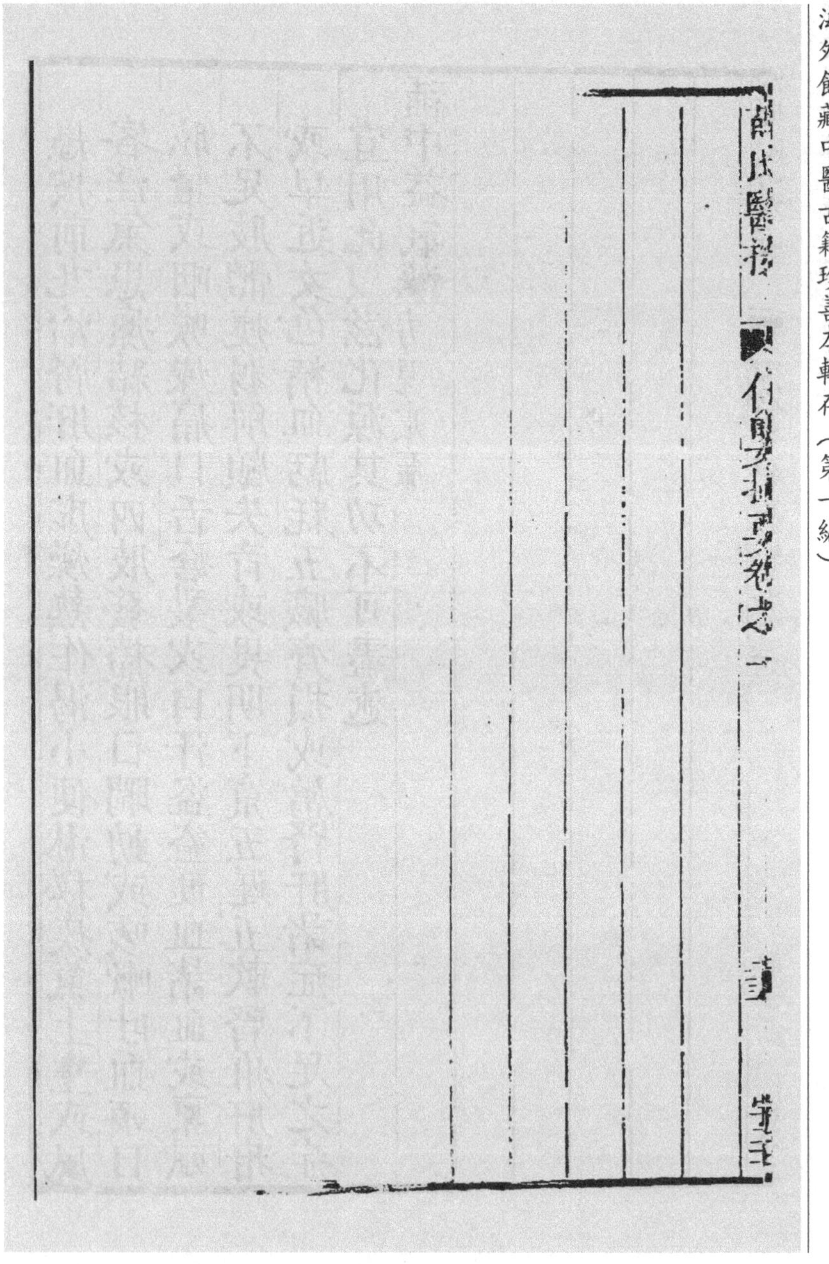

保嬰撮要卷之二　　薛氏醫按

吳郡薛鎧集　薛　己驗

江　都　　吳中珩校

面上症

錢仲陽云左腮爲肝右腮爲肺額爲心鼻爲脾頦爲腎色青主驚積不散欲發風候紅主痰積驚悸黄者食積癥傷欲作疳癖白主泄瀉水穀更欲作嘔黑主臓腑欲絶○印堂青主初患驚瀉紅主大驚夜啼黑主客忤○山根青主二次驚瀉後發躁黑黄甚者死○年壽平陷主夭青主發熱生驚黑主利死紅主躁死微黄曰平黄甚曰霍亂○承漿青主食時被驚黄主吐逆亦主血利黑主驚風○面眼黑睛黄主有熱白睛黄主食積疳痼白睛青主驚風黑睛黄主傷寒○眉上青吉忽紅主煩躁夜啼

黄主霍亂久病紅者死○風氣二池青主風候紫主吐逆或發熱黄主吐逆赤主煩躁夜啼○兩顴赤主肺有客熱○兩太陽青主二次受驚青白太陽入耳者死紅主血淋○兩臉青主客忤黄主痰溢赤主風熱○兩頰赤主傷寒兩頤青主吐蟲○兩金匱青主第三次驚風黑遶口二日死青連目入耳七日死○兩風門紅主風熱黑主疝青主水驚黑從眉入耳即日死唇黑不食者死○面青眼青肝病面赤心病面白肺病面黄脾病面黑腎病○額間赤色主心經有熱煩躁驚悸若飲水或叫哭屬本經實熱用瀉心散以清心火微赤困臥驚悸熱渴飲湯屬虛熱用秘旨安神丸以生心血青黑主驚風腹痛或瘈瘲啼叫用五味異功散加木香柴胡鉤藤鉤補脾肝青黑主心腹作痛此寒水乘心用益黄散微黄主驚疳用安神丸○左臉青或黄赤

主肝經風熱項强頓悶目劄瘈瘲用柴胡清肝散色微赤係熱咬牙屬虚熱用地黄丸青黑主肝剋脾而驚搐腹痛用六君子加薑桂微赤主潮熱血虚心躁先用秘旨安神丸次用地黄丸○右臉赤主風邪熱氣麄咳嗽發熱飲爲實熱用瀉白散若哽氣出氣唇白氣短屬虚熱用五味異功散若脾熱所傳用清胃散心火所刑用人參平肺散淡赤主潮熱心躁或大便堅秘用宣明柴胡飲子以疎導如潮熱未止更用鈎藤飲以清肝色青白主咳嗽惡心先用惺惺散解表邪健脾土更以六君子湯調補中氣色青黑主驚風腹痛盤腸内釣用六君釣藤鈎平肝補脾○鼻微黄爲平赤主脾胃實熱身熱飲水乳食如常用瀉黄散清熱理脾微赤主脾經虚熱身涼飲湯乳食少思用五味異功散補中健脾色深黄主小便不通鼻中乾燥氣麄衄血乃脾

熱傳於肺腎先用濟生犀角地黃湯後用地黃丸色淡白乃脾虛泄瀉乳食不化用六君子湯調補中氣青色主脾土虛寒肝木所勝用五味異功散加木香炮薑溫中平肝黑爲死候○頦間色赤主腎與膀胱氣滯熱結而小便不通用五苓散以分利鼻準微黃兼右腮微赤乃脾肺燥熱不能生化腎水用黃芩清肺飲膀胱陰虛陽無所主用滋腎丸若頦間微赤乃膀胱陽虛陰無所化用六味地黃丸若小腹脹滿或陰囊腫脹屬陰虛濕熱壅滯用六味丸加車前牛膝脾肺氣虛不能通調水道者亦用前藥其小便赤色久而尿血亦屬肝腎氣虛有熱用六味地黃丸如不應則用補中益氣湯益脾肺生肝腎若小便後出白津或莖中作痛屬肝經濕熱先用龍膽瀉肝湯後用六味地黃丸○印堂青黑主腹痛夜啼此脾氣虛寒也脾爲至陰故夜間

腹痛而啼用鈎藤飲色淡白主泄瀉乳食不化屬脾氣虛弱用五味異功散加木香○人中黃主傷乳胃逆青主下利乳食不化噯氣酸腐此脾虛停滯先用大安丸消食後用異功散健脾黑主蛔蟲咬痛○唇色白主吐涎嘔逆或吐血便血乃脾氣虛弱不能攝涎統血歸源急用六君子湯色赤乾燥而皺者主脾經熱渴大便不通煩熱不寐先以清胃散治其熱次以四君黃連山梔調其脾黃主食積泄瀉乳食不化以六君子湯健脾色赤兼白主衄血乃脾肺虛熱不能攝血歸源用聖濟犀角地黃湯清熱補血用四君子湯以補脾氣如久不應用麥門冬散或人參安胃散○口畔色黃主脾經積熱用清胃散久病用四味肥兒丸以治疳熱唇口抽動主驚熱不安用異功散加山梔鈎藤鈎補脾平肝若口流涎唇色紫乃脾氣虛寒用異功散加炮

薑木香若腹中痛口吐涎乃蟲作痛先用蕪荑散後用調中丸不吐涎是積痛也用異攻散手足厥冷用理中湯加烏梅溫補中氣而痛自止或吐後或大便去後而痛止者先用下積丸後用異功散○白主失血死青主驚風死黑色繞口者不治耳後微赤此少陽經風熱用柴胡飲子清肝生血微黃主睡中驚悸咬牙用四君子加芎歸升麻以調理脾氣○耳乾燥主骨疳蒸熱作渴盜汗用地黃丸若小便後出白津或玉莖痒痛屬肝經濕熱先用龍膽瀉肝湯後用地黃丸若稟賦腎氣不足或早近女色致小便澁滯或作痛如淋者急用地黃丸補中益氣湯滋其化源或大小便去後穀道牽痛者其虛尤甚用前丸加牛膝車前肉桂如手足逆冷或畏寒少食陽氣虛寒也急加附子多可得生大抵多因稟賦臟氣不平或乳食寒暑失節或妊娠乳

母飲食起居六淫七情所致若初病元氣無虧乳食如常發熱壯熱二便秘結作渴飲水睡不露睛者悉屬形病俱實當治邪氣若病久元氣已虧食少發熱口乾飲湯嘔吐泄瀉肢體畏寒而露睛者悉屬形病俱虛當補正氣更宜審胎氣之虛實臟腑之相勝而治之庶無悞矣

瀉心散　秘旨安神丸二方見心臟

五味異功散方見內釣　朱砂安神丸方見發搐

柴胡清肝散方見諸熱　地黄丸方見腎臓症

六君子湯方見內釣　瀉白散方見肺臓

清胃散方見內釣　補中益氣湯方見虛羸

人參安胃散方見脾臓　宣明柴胡飲子方見發熱

釣藤飲方見慢驚　惺惺散方見咳嗽

瀉黃散方見脾臟　　五淋散方見五淋

濟生犀角地黃湯方見便……

發搐

錢仲陽云驚癇發搐男左視無聲右視有聲女右視無聲左視有聲此相勝也蓋左為肝部右為肺部金木相勝故耳若寅卯辰時身熱目上視手足動口流涎項強急此肝旺也巳午未時身熱發搐心神驚悸目上視牙緊流涎手足搐動此心旺也申酉戌時身熱微搐而喘目微斜睡露睛手足冷大便淡黃水此肺旺也亥子丑時微搐臥而不安身微熱目緊斜喉中有痰大便色白困睡流涎此腎虛也若握拳拇指在內女為順拇指在外男為順順則易治逆則難愈若涎入心肝則不能言用涼心鎮驚下痰逆搐者不治吐瀉後變症者亦不治如手足冷汗搐

眉搐肚日夜不止名真搐當用人參湯川烏全蝎等藥平其胃氣傷風發搐口中氣熱呵欠手足動者名假搐用大青膏發散風邪傷食後發搐身熱困睡嘔吐不思乳食者當先定搐後用白丸子下之百日內發搐真者內生風二三次必死假者外生風雖頻發不死外傷風者用大青膏塗顖門及浴體法○寅卯辰時搐而發熱作渴飲冷便冷屬肝膽經虛熱用柴芍參苓散作渴引飲自汗盜汗屬肝膽經血虛用地黃丸口吻流涎屬肝木尅脾土用六君子湯○巳午未時發搐若兼作渴飲水屬風火相搏以地黃丸補肝導赤散涼驚丸治心若作渴飲湯體倦不語土虛而木旺也用地黃丸以補腎六君子湯以補脾○申酉戌時微搐而喘目微斜身似熱睡而露睛大便淡黃屬脾肺虛熱用異功散手足逆冷或喘瀉不食屬脾肺虛寒用六君炮

薑木香久病而元氣虛者用六君子六味丸二藥主之○亥子丑時微搐身熱目睛緊斜吐瀉不乳厥冷多睡屬寒水侮土用益黃散未應用六君薑桂傷風發搐口氣不熱肢體倦怠用異功散補脾土鈎藤飲清肝木若因風邪內鬱發熱而變諸症者當理肺金清風邪若外邪既解而內症未除當理肺補脾若脾經虧損而致驚搐等症者當補脾肺以平肝心則驚搐自止矣若停食發搐嘔吐乳食者宜用消食丸若食既消而前症仍作或變他症者脾土傷而肝木乘之也用六君子加鈎藤鈎以健脾平肝若百日內搐者因胎氣所禀亦有乳母七情厚味所致者當兼治其母而以固胃為先不可逕治其兒也

治驗

一小兒寅卯時發熱痰搐服抱龍丸而愈後復患因自用前

藥更加咳嗽氣喘不時發搐面赤或青黄或浮腫或流涎余謂咳嗽氣喘乃脾肺氣虛不時發搐乃木乘土位面青面黄赤乃肝助心脾浮腫流涎乃脾氣虛弱用益智丸以補心神補中益氣湯以補脾肺頓愈

少參王陽湖孫跌傷股骨正體科已續余視其面色青黄口角微動此肝木侮脾之症且氣血筋骨皆資脾土以生但壯脾氣則所傷自愈遂用六君鈎藤當歸三十餘劑諸症悉痊

一小兒兩目連劄手足發搐服天麻防風丸之類每發饑時益甚得飲食稍定此肝木制脾土也用六君升麻柴胡鈎藤鈎二劑而病痊又用補中益氣湯而全効

一小兒巳午時搐熱驚悸發時形氣倦怠而黄懶食流涎飲湯此心火虚而不能生脾土也不信自服凉心之藥更加吐

瀉睡而露睛幾成慢脾風用六君薑桂佐以地黄丸而愈

一小兒七歲驚搐發熱不已午未時益甚形氣殊倦熱定飲湯此心脾氣虚朝用補中益氣湯加益智仁夕用六君當歸鈎藤鈎尋愈後飲食過多復作嘔瀉或治以保和丸反加寒熱發搐此脾土復傷而肝木所侮也用六君柴胡寒熱止而飲食進但午未時仍泄用補中益氣湯加茯苓半夏鈎藤鈎而愈

一小兒百日内患搐痰涎自流用驚風藥益甚視其面色黄中隱白乃脾虚不能攝涎也用六君子補中益氣二湯而愈後復患兼氣喘自欲表散行痰余謂此肺虚不能納氣歸源耳用五味異功散加鈎藤鈎柴胡調補脾肺清理肝火而安

一小兒患前症面青黑或痿黄審其母素有鬱怒用加味逍

遥散加味歸脾湯治其母而子亦愈矣

一小兒月內發搐鼻塞乃風邪所傷以六君子湯加桔梗細辛子母俱服更以葱頭七莖生薑一片細搗攤紙上合掌中令熱急貼顖門少頃鼻利搐止

一小兒未滿月發搐嘔乳腹脹作瀉此乳傷脾胃用五味異功散加漏蘆令母服之子亦服匙許遂愈

一小兒驚悸痰盛瀉乳不消此感風邪夾驚肝侮脾而氣虛先以天麻防風丸祛風定驚後用五味異功散壯脾止搐而愈

一小兒發熱拘急四肢痿瘲左腮赤此心肝二經風熱先用柴胡清肝散次用六味地黃丸而愈

一小兒發搐啼叫手足指冷左腮青黑此脾土虛弱腎水反所侮也用六君薑桂一劑頓安又以四君芎歸及補肝散而愈

一小兒發熱作渴，用瀉黃散，大便重墜，口角流涎，仍欲瀉火。余曰：鼻準青白多而黃色少，屬脾胃虛寒，肝木所侮。蓋口角流涎，脾氣虛而不能攝也；大便重墜，脾氣陷而不能升也。不信，另用涼驚之劑，果眉唇微動，四肢微搐。余曰：此虛極而變慢風。始用六君、當歸、木香、炮薑、鈎藤鈎，二劑未効，意欲更藥。余曰：此藥力未至也。仍加附子一片，服之即安。後去附子，又二劑而愈。

一小兒目內色青，發搐，目直上視，叫哭不已。或用牛黃清心丸，更加咬牙頓悶，小便自遺。余謂此肝脾虛甚，用補中益氣湯、六味地黃丸而愈。

一小兒發搐目劄，屬肝膽經風熱。先用柴胡清肝散以清肝，後用六味地黃丸以補腎而愈。

涼驚丸治驚癇熱搐心神驚悸白睛赤色牙關緊急潮熱流涎手足動搐

黃連五錢 龍腦一錢研 防風 青黛三錢研 鈎藤鈎子二錢

牛黃 麝香各一錢 龍膽草酒拌炒黑

右各另爲末麪糊丸粟米大每服三五丸至一二十丸煎金銀湯下

愚按前方治心肝二經風熱若心肝虚而見驚搐潮熱用秘旨安神丸肝木乘脾者用異功散加柴胡鈎藤鈎心脾虚弱而潮熱流涎者用異功散若虚寒更加木香不應更加炮薑詳見滯頤

擦牙通關散治風搐搦關竅不通痰塞中脘留滯百節

南星二錢 麝香一字 牙皂二錢燒存性 赤脚蜈蚣一條 僵蚕各一錢

右爲末薑汁醮藥少許擦牙或調服二三點涎自出

至聖保命丹治胎驚內釣腹肚緊硬啼叫不安及急慢驚風眼目上視手足抽掣不省人事

全蝎十四個去毒　防風二錢　白附子　炮南星　蟬殼

僵蚕去絲嘴炒　天麻　朱砂各一錢　麝香五分　金箔

右爲末米糊和每兩作四十丸每服一丸白湯化下有熱者以膽星易炮星

白餅子治傷食嘔吐肚疼噯氣先用此藥一服推下食積却用惺惺散加減參蘇飲不可服冷藥

滑石　半夏　膽南星各一錢　輕粉　巴豆二十四粒去皮膜用水一升煮乾研爛

右以三味爲末入巴豆輕粉研勻飯丸菉豆大每服三五丸紫蘇湯下忌熱物量兒加減

十味安神丸治驚

人參　茯神　麥門冬　山藥各二錢　片腦二分

龍齒一錢　朱砂　甘草　寒水石各五分　金箔

右爲末蜜丸雞頭大燈心湯調下一方有馬牙硝

浴體丸

天麻二錢　蝎尾去毒　朱砂各五分　烏蛇肉酒浸焙　白礬各二錢

麝香一字　青黛二錢

右爲末每服三錢水三碗桃枝一握煎至數沸溫浴之勿浴背

塗顖法治發搐

麝香一字　蝎尾去毒　薄荷葉三分　蜈蚣　青黛末　牛黄各一字

右同研末用熟棗肉劑爲膏新綿上塗勻貼顖上四方可出一指許火上炙手頻熨百日裏外小兒可用此

瀉青丸方見肝臟　導赤散方見心臟
地黃丸方見腎臟　益黃散方見脾臟
蘇青膏方見慢驚　大青膏方見肝臟

目睛瞤動

目者肝之竅也肝膽屬風木二經兼爲相火肝藏血血不足則風火內生故目睛爲之瞤動經曰曲直動搖風之象也宜用四物益其血柴胡山梔淸其肝陰血內榮則虛風自息矣若因肝經血燥而自病者用六味丸以滋其源因肺金剋肝木者用瀉白散以平金邪若眼瞼瞤動者肝木乘脾土也用抱龍丸若愈後驚悸不寐或寐中發搐咬牙目睛瞤動者血虛不能榮筋脉也用補中益氣湯或歸脾湯加茯苓五味蓋有餘者邪氣實也不足者眞氣虛也凡病氣有餘當認爲不足況此症兼屬肝脾

多爲慢驚之漸尤當審之

治驗

一小兒三歲因驚抽搐發熱久服抱龍丸等藥面色或赤或青余曰始因肝有實邪故宜用前藥今面色青赤乃肝經虛熱傳心矣遂用六味丸以養肝腎佐以六君升麻柴胡以補脾胃諸症頓痊

大尹周應昌子患瘰癧恪服化痰之劑虛宜用六君子湯

瀉青丸方見肝臟　六味丸方見腎藏

四君子湯方見天釣　瀉白散方見肺藏

脣口蠕動

脣爲脾之華口乃肺之竅又陽明之脉環唇口而交人中陽明胃也是以脾胃虛者多有此症不獨病後而已夫脾主涎脾虛

則不能收攝多兼流涎或誤認為痰而用祛逐之藥則津液益枯不能滋養筋脈遂致四肢抽搐病勢愈甚原其治法與慢脾風相同當用大補脾胃之藥加升麻柴胡切勿用青皮龍膽草之類兼察其色黃者脾弱也青者肝勝也青黃不澤木來尅土也青赤相兼木火風熱也黑為寒水反來侮土白為氣虛亡陽凡此宜用六君子湯加小柴胡湯若四肢微搐或潮熱往來或泄瀉嘔吐面色痿黃皆脾胃有傷也宜用白朮黃芪川芎當歸人參陳皮肉豆蔻神麯甘葛白芍藥黃連炙甘草白茯苓以補胃氣若脾胃虛弱者用五味異功散虛寒加木香炮薑若脾氣下陷者用補中益氣湯以升其陽作渴者用七味白朮散以生津液若肝木侮脾者用補中益氣湯加茯苓半夏芍藥以治肝補脾

治驗

一小兒傷食發熱唇動或用養胃湯枳實黃連山查之類更加腹脹午後發熱按其腹不痛余以爲服前藥飲食雖化而脾胃復傷也用六君子湯數劑而痊

一小兒傷食發熱嘔吐唇口服消導清熱之劑飲食已消熱赤如故余曰此胃經虛熱耳用四君子麻柴胡四劑而愈

一小兒素面白忽然目唇微動時面色黄靑良久其唇口手足亦微動此脾虛而肝侮之也用五味異功散加鈎藤鈎白附子一劑而面靑少退再二劑唇口動亦止又用異功散加升麻柴胡四劑而痊

一小兒暑月吐瀉目唇微動面色靑白手足並冷仍用玉露散余謂已變慢脾風也當温補脾腎不信後果歿

五味異功散 方見天釣內釣　補中益氣湯 方見虛羸

七味白朮散 方見積痛　六君子湯 方見天釣

小柴胡湯 方見痓症　四君子湯 方見天釣

驚搐目直

小兒忽然驚搐目直者皆肝之風熱也若肝虛生風則目連劄而不搐及多欠咬牙若肝經風實則目直大叫呵欠項急頓悶若肝經有熱則目直視不搐得心熱則搐氣熱則外生氣溫則內生其症手尋衣領及亂捻物宜用瀉青丸壯熱飲水喘悶宜用瀉白散凡病之新久皆能引肝風風內動則上入於目故目爲之連劄若熱入於目牽其筋脉兩眥俱緊不能轉視故目直也亦有飲食停滯中焦致清陽不升濁陰不降肝木生發之氣不得升致生虛風者須詳審之若胸滿腹痛嘔吐惡食輕則消

導化痰重則探吐滯積更須審其所傷寒物熱物亦有因感冒吐瀉致使土敗木侮而生虛風者不可遽服驚藥宜用六君子加芍藥木香柴胡制肝補脾若因脾土虛而自病者用五味異功散凡飲食停滯痰涎壅滿而見驚症者實因脾土虛弱不能生金金虛不能平木故木邪妄動也宜健脾消食其症自愈若輒用驚風之藥反伐其風而益其病也况臟腑脆嫩不可投以峻厲之劑治者慎之

治驗

姚儀部子每停食則身發赤暈此飲食內停不消鬱熱發外用清中解鬱湯而愈後患摇頭咬牙痰盛發搐吐出酸味伺其吐盡翌日少以七味白术散調理脾胃遂不復患

一小兒停食服通利之劑作嘔腹脹此脾胃復傷也用補中

益氣湯而愈

一小兒兩目動劄，手足發搐，數服天麻防風丸之類，前症不愈，其痰益甚，得飲食稍愈，視其準頭及左頰色青黄。余曰：脾主涎，此肝木尅脾土，不能統攝其涎，非痰盛也。遂用六君、升麻、柴胡、鈎藤，二劑飲食漸進，諸症漸愈，又用補中益氣湯而安。

九味養脾湯 治小兒大病後，面黄肌瘦，目動咬牙，髮少，未能强步，因誤服解表、瀉利、傷尅諸藥而致者，宜長緩調理，全復胃氣。

白术一錢二分 白芍酒炒 白茯各八分 人参 陳皮

川芎各六分 甘草炙 黄芪蜜炙 當歸酒洗，各四分

半夏 山查 麥門冬各六分

右用薑棗水煎服。

六君子湯 五味異功散二方見天釣

清中解鬱湯方見丹痧　七味白术散方見[illegible]

補中益氣湯　參苓白术散二方見虛羸

天麻防風丸方見傷風咳嗽

睡中驚動

小兒睡中驚動由心腎不足所致蓋心主血與神肝藏血與魂肺主氣與魄腎主精與恐小兒藏府脆弱易爲驚恐恐則氣下驚則心無所依神無所歸且夫人之神氣寤則行於目寐則棲於腎今心腎既虛則不能寧攝精神故睡中驚動也治宜清心安神用茯苓補心湯加酸棗仁茯神五味亦有驚嚇而作者因擊動其肝故魂不安也治宜鎮驚定魂用安神鎮驚丸若飲食間因驚而停滯者用六君子加神麯厚朴食既消而驚未定用茯苓補心湯若木火太過而心神不寧者用導赤散風熱相搏

者用柴胡梔子飲食鬱生痰驚動不安者用四君以健脾神麯半夏以化痰山梔芍藥以清熱

治驗

一小兒夜睡忽然驚動如搐大便酸臭而色青此飲食傷脾而肝旺也先用異功散加柴胡升麻山梔又用四味肥兒丸而愈

一小兒不時睡中驚動發搐作渴飲冷左腮青額間赤先用柴胡清肝散加鈎藤鈎四劑以治肝火後用五味異功散以健脾又用地黃丸補腎肝而安

導赤散方見心藏　柴胡梔子散方見諸熱症即梔子清肝散

六味丸方見腎藏　四君子湯

六君子湯　五味異功散三方見天釣

茯苓補心湯方見[illegible]　安神鎮驚丸方見急驚

目動咬牙

小兒驚後目微動咬牙者皆病後亡津液不能榮其筋脉也亦有肝驚虛熱而生風者當審其氣血有餘不足而治之其日中發熱飲冷而動者氣有餘也用瀉青丸夜間盜汗及睡不寧而動者血不足也用地黃丸或因肝經風邪傳於脾胃者亦令咬牙先用柴胡清肝散次用五味異功散六味地黃丸若因脾胃虛熱用補中益氣湯加芍藥山梔實熱用瀉黃散盖牙牀屬手足陽明故也若肝腎熱用六味地黃丸

治驗

奚氏女六歲忽然發驚目動咬牙或睡中驚搐痰涎壅盛或用化痰祛風等藥益甚余曰面青而見前症乃屬肝木尅脾土不能攝涎而上湧也當滋腎水生肝血則風自息而痰自

消矣遂用六味丸而愈

一小兒患前症痰涎自流用驚風之藥其症益甚脾胃益虛視其面色痿黄口中吐痰用六君子補中益氣湯而愈

導赤散方見心藏　　地黄丸方見腎藏

瀉青丸方見肝藏　　補中益氣湯方見虛羸

六味地黄丸方見腎藏　　六君子湯方見天釣

搖頭便血

經曰諸風掉眩皆屬肝木木得風則搖動乃肝經火盛而生虛風也湯氏治鄭都承子搖頭便血七年用祛風藥止血藥百試無効此肝經風熱所乘土受木尅不能攝血而潰入大腸故便血不止遂製清肝益胃湯以平肝益脾祛風熱兼服胃風湯旬餘諸症悉愈便血者風木搖動則土受凌虐而不能統血也或

食酸味過多以益其肝致令陰結經曰結陰者便血一升再結二升三結三升又邪在五臟則陰脉不和陰脉不和則血留之結陰之病陰氣内結不得外行滲入腸間故便血也血亦有亂母恚怒風熱熾盛或肝木傷脾使清氣不升或風邪侵入大腸者治法若因風熱用柴胡清肝散若因怒火用加味小柴胡湯若清氣不升脾氣下陷者用補中益氣湯若風邪侵於大腸者用清肝益胃丸肝經血熱妄行者用六味地黄丸脾土不能培肝木者用六君柴胡鈎藤鈎肝木勝脾土者用四君芍藥鈎藤鈎結陰者用平胃地榆湯

治驗

一小兒傷風咳嗽痰湧余謂脾虚肺弱腠理不密風邪外乘用六君子湯加桔梗桑皮杏仁而愈後飲食停滞作瀉腹脹

仍用六君子加山查厚朴而安又停食作瀉服消導之藥更加咳嗽余謂當調補脾土不信自用發表剋滯前症益甚更加搖頭余以天麻散倍加鈎藤鈎及異功散而愈

一小兒項間結核面色痿黄肌體消瘦咬牙抽搐頭搖目劄此肝木剋脾土也用六君子湯及九味蘆薈丸頓愈

一小兒病後遇驚即痰甚咬牙抽搐搖頭作瀉恪服腦麝朱砂等藥以致慢驚而卒

清肝益胃丸

犀角屑　甘草　全蛇蛻炙黄　鈎藤鈎子　麻黄去節一錢

黄芪蜜炙　羌活　防風　白芍藥　天花粉各半兩

右爲末棗肉杵丸桐子大每服五十丸食後薄荷湯下

海藏食療云蛇蛻主去風邪明目治小兒一百二十種驚癇

寒熱等症蠱毒安胎炒用又治風痫弄舌摇頭故前方用之

平胃地榆湯　治結陰便血

白朮　陳皮　茯苓　厚朴　葛根各五分

地榆七分　乾薑五分　炙甘草　當歸　炒神麯

白芍藥　人參　益智各三分　升麻　附子炮各一錢

右每服一錢水煎服

胃風湯方見偏風口噤　　柴胡清肝散方見諸熱症

加味小柴胡湯方見肝藏　　補中益氣湯方見虚癥

六味地黄丸方見腎藏　　瀉白散方見肺藏

六君子湯　　四君子湯二方見天釣

大麻散方見內嗽　　異功散方見天釣

九味蘆薈丸方見疳症

偏風口噤

小兒偏風者屬少陽厥陰肝膽二經症也噤者筋急由風木太甚而乘於脾以勝水濕則筋太燥然燥金主於收斂勁切緊也又曰風之爲病善行而數變或左或右其因一也治須審而藥之若足陽明胃經氣虛風邪所乘其肋脉偏急者屬外因若足厥陰肝經風熱乘脾肋脉偏急者屬内因若脾肺虛弱腠理不密外邪所乘或服金石之劑耗損肝血或吐瀉後内亡津液不能養肝致口眼歪斜或半身不遂諸症皆屬肝血不足肝火生風宜滋腎水養肝血壯脾土治法脾胃虛而動風者異功散加柴胡鈎藤鈎脾肺虛而外邪所乘者用鈎藤飲肝火血燥者用六味地黄丸津液不足者用白术散若兼目緊上視寒熱往來小便淋瀝面色青潔兩脇脹痛之類皆肝經之本病也或脣口

歪斜腹痛少食目胞浮腫面色青黄肢體倦怠之類皆肝木乘脾之症也當審五臟相勝而主之設執其見症槩投風藥反成壞症者有矣

治驗

一小兒口眼喎斜面色或青或赤此肝心風火乘脾也朝用柴胡清肝散夕用異功散加鈎藤鈎而愈其時有患前症服祛風導痰之藥者皆不能起

一小兒痢後患前症發搐面色痿黄肢體倦怠此元氣虛剋伐多矣余用補中益氣湯加鈎藤鈎子服而漸愈後因乳母七情飲食失宜或兒乳食過多前症仍作服補中益氣湯五味異功散而愈

錢氏全蝎散治驚風口眼歪斜言語不正手足偏廢不舉

全蝎去毒炒 僵蠶直者炒 川芎 黃芩 甘草
桂枝 赤芍 麻黃去節各二錢 天麻六錢 天南星去臍二錢
右為末每服二三錢薑五片水煎服
胃風湯治風冷乘虛入客腸胃水穀不化泄瀉注下及腸胃濕毒下如豆汁或瘀血日夜無度
人參 白茯苓 芎藭 桂 當歸
白芍 白术各等分
右散每服二錢入粟米數粒同煎食前服
異功散方見天釣 六味丸方見腎藏
白术散方見積痛 柴胡清肝散方見諸熱
補中益氣湯方見虛羸

角弓反張

錢仲陽曰角弓反張者由風邪客于太陽經也經曰風從上受足太陽主周身之氣其脉起於目内眥而行於背肝屬木主風所以風邪易侵也夫小兒肌膚未密外邪易傷肝爲相火其怒易發若身反張强直發熱不搐者風傷太陽也宜用人参羌活散小續命湯若因暴怒而擊動其肝火者宜用瀉青丸若飲前劑其症益甚者此邪氣已去而脾氣虧也宜用異功散加芎歸補之若因肝經虚熱或因剋伐眞氣虚熱生風者宜用異功散地黄丸補之若因下而脾氣困憊腹肚膨脹者此中氣損也宜用白朮散補之若氣血素弱或服攻伐之劑而手尋衣領咬牙呵欠者肝經虚甚也急用地黄丸以補之仍與肝臟參覽

治驗

一小兒忽腰背反張目上視面青赤曰青屬肝主風赤屬心

主火此風火相搏用柴胡梔子散倍加鈎藤鈎頓安而痰如舊又用抱龍丸而愈

一小兒忽腰背反張服治驚之藥後不時舉發面色黃白肢體甚倦余用五味異功散十餘劑而愈後因驚兼飲食不節不時舉發隨用前藥即愈遂日以參术末每服五七分炮薑大棗煎湯調下服至二兩而不發已上二症元氣虛而病氣實也若用攻邪之藥皆誤矣

一小兒素患前症痰盛面色素白而兼青余謂肺氣不能平肝肝氣乘脾脾氣虛而生痰耳先用抱龍丸二服以平肝隨用六君子湯以補脾肺月餘而痊半載之後復發謂非逐痰不能全愈遂用下劑痰涎甚多而咽喉如鋸聲余曰乃脾不能攝涎也咽間鳴乃肺氣虛甚也遂用人參五錢炮薑三分

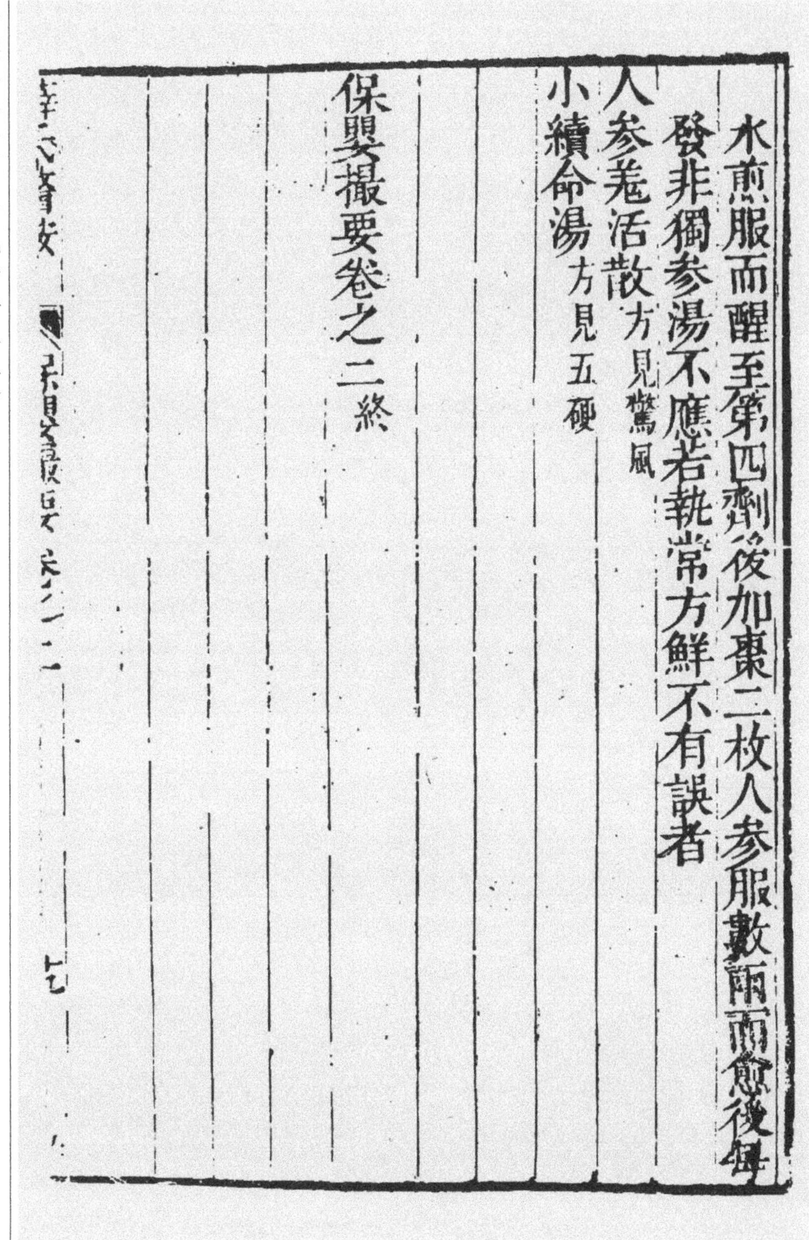

水煎服而醒至第四劑後加棗二枚人参服數兩而愈後每發非獨参湯不應若執常方鮮不有誤者

人参羌活散 方見驚風

小續命湯 方見五硬

保嬰撮要卷之二終

保嬰撮要卷之三　薛氏醫按

吳郡薛鎧集　薛己驗
江都　吳中珩校

急驚

錢仲陽云急驚者因聞大聲或驚而發搐搐止如故此熱生於心身熱面赤引飲口中氣熱二便黄赤甚則發搐蓋熱盛生風陽盛而陰虛也宜以利驚丸除其痰熱不可用巴豆之藥蓋急驚者陽症也俱府受病而屬實乃少陽相火旺經曰熱則生風風生痰痰熱客於心膈間則風火相搏故抽搐發動經所謂木太過曰發生其動掉眩顛疾是也當用利驚丸導赤散瀉青丸等藥搐止與安神鎮驚丸要全善亦曰急驚屬木火土實木實則搐而有力及目上視動劄頻睫土實則身熱面赤而不吐瀉

偃睡合睛治法宜涼宜瀉而用涼驚利驚等丸亦有因驚而發者牙關緊急壯熱涎潮竄視反張搐搦顫動唇口眉眼眨引口中熱氣頰赤唇紅二便秘結脉浮洪數緊此内有實熱外挾風邪當截風定搐若痰熱尚作仍微下之痰熱既泄急宜調養胃氣搐定而痰熱少退即宜調補脾氣東垣云若因外物驚者宜黄連安神丸因氣動所驚者宜安神鎮驚丸之類大忌防風丸如因驚而瀉青色宜朱砂丸大忌涼驚丸蓋急驚者風木旺也風木屬肝盛則必傳剋於脾欲治其肝當先實脾後瀉風木若用益黄散則誤矣經曰邪氣盛則實正氣奪則虚前所云實者乃病氣有餘而形氣不足也當先瀉而後補虚甚急當補脾爲先少以攻邪之藥佐之其所云虚者乃病氣形氣俱不足也當純補眞氣爲要若肝經風火相搏抽搐目瞤肋急痰盛者當用

四物湯以生肝血加鈎藤鈎山梔以清肝火更用四君子以補脾六味丸以滋腎若肺金尅木而兼呵欠者用瀉白散以泄肺邪地黄丸以益肝血若邪入肝則用柴胡清肝散加龍膽草亦可邪入心用梔子清肝散加炒黄連亦迺邪入腎用六味地黄丸邪入肺用地骨皮散邪入脾用六君子加柴胡山梔大抵此症屬肝膽經血虚風火相搏而善行數變者爲多若不養肝血不補脾氣純用祛風化痰之藥則脾益虚血益損邪氣延綿必傳慢驚矣

治驗

一小兒九歲因驚發熱抽搐頓悶咬牙作渴飲冷便秘面色青赤而印堂左腮尤赤此心脾二經風熱相搏乃形病俱實之症也先用瀉青丸料炒黄連一劑大便隨利熱搐頓減繼

用抑青丸一服諸症悉退但面色痿黄肢體倦怠飲食少思此病氣去而脾氣未復也用補中益氣湯及地黄丸而全愈

一小兒發熱抽搐口噤痰湧此膽經實火爲驚風也先用瀉青丸一服六味丸二服諸症即退又用小柴胡湯加芎歸山梔釣藤鈎次以補中益氣湯而痊

一小兒忽然發熱目動咬牙驚搐痰盛或與祛風化痰藥益甚面色青黄乃肝木剋脾脾之液爲涎虚則涎不能攝上涌而似痰也法當生肝補脾則風自息痰自愈矣遂用六味丸及六君子湯而愈

一女子十二歲善怒睡中抽搐遍身作痒飲食少思此肝經風熱脾土受剋也用參术柴苓湯以清肝健脾而愈

一小兒三歲患急驚面赤發熱作渴飲冷用瀉青丸一服熱

衰大半因見得効翌早又自製一服反加吐瀉發搐面色青白手足指冷此熱旣去而妄自傷脾也用六君子加桂升麻柴胡一劑得安是以前哲謂小兒易爲虛實攻伐之藥衰其大大半乃止不可過之羅謙甫約方約囊之論恪矣

一小兒三歲因驚抽搐發熱痰盛久服抱龍丸等藥面色或赤或青此心肝二經血虛風熱生痰也用六味丸滋腎生血用六君柴胡升麻調補脾胃而安

一小兒潮熱發熱左腮青赤此心肝二經血虛之症也用秘旨安神丸及四物湯加防風酸棗仁治之而愈

一小兒潮熱發搐痰涎上湧手足指冷申酉時左腮青色隱白用補中益氣湯調補脾肺六味丸滋養肝腎而痊

嘉興王一山女七歲因跌傷腿膝兩臁腫潰面色青潔左關

無脉余謂驚則氣散而風熱鬱滯於肝故其脉隱伏用四君升麻柴胡鈎藤鈎一劑脉至隨愈

一小兒印堂青黑至夜啼搐余謂脾土虛寒也用鈎藤飲而安後因驚發搐夜啼仍用前藥一劑諸症復愈又用異功散而痊

一小兒七歲患急驚將愈而發熱驚悸悮服祛風化痰之劑更加驚搐吐痰喘嗽腹脹少食惡寒再用抱龍丸大便似痢寒熱往來殊類風症先君治之以爲脾氣虧損諸經無所滋養而然用四君子湯爲主少加升麻柴胡以升補陽氣而愈

一小兒驚風後痰嗽不止睡臥不寧諸藥無効余用牛黄清心丸少許頓止後復傷風邪痰盛喘急飲食不下仍用牛黄丸少許而安再用異功散加桔梗而愈

利驚丸　治急驚痰盛發熱潮搐

青黛　輕粉各二錢　牽牛末半兩

右爲末麵糊丸寒豆大每服十丸薄荷湯化下

安神鎮驚丸驚退後調理安心神養氣血和平預防之劑也

天竺黃另研　人參　茯神　南星薑製各五錢　酸棗仁炒

麥門冬　當歸酒洗　生地黃酒洗　赤芍藥炒各三錢　薄荷

木通　黃連薑汁炒　山梔炒　辰砂另研　牛黃另研

龍骨煅各二錢　青黛一錢另研

右爲末蜜丸菉豆大每服二五丸量兒大小加減淡薑湯送下

四物湯　治血虛發熱煩躁或晡熱作渴頭目不清若因脾虛不能生血者用四君子湯

當歸　熟地黃各二錢　芍藥　川芎各一錢　用水煎服

參术柴苓湯

人參　白术　茯苓　陳皮各一錢　柴胡

升麻各七分　山梔炒八分　釣藤鈎一錢　甘草炒五分

每服一二錢薑棗水煎

黃連安神丸　治心經血虚頭運神魂驚悸

黃連酒洗六錢　甘草炙五分　生地黃　當歸各一錢五分　硃砂飛過五錢

右爲末飯糊丸梧桐子大每服十五丸空心白滚湯下如二三服不應當服歸脾湯補之

牛黃清心丸　治諸風痰癡語言蹇澁健忘恍惚頭目眩運胸中煩鬱痰塞喘嗽精神昏憒等症或小兒風熱上壅抽搐發熱或急驚痰盛發搐目反口噤或大人傷寒汗下之後煩躁發熱不解並宜服之

牛黃一錢二分半　麝香　龍腦　羚羊角各一錢

當歸　防風　黃芩　白朮

麥門冬　白芍藥各一錢半　柴胡　桔梗

白茯苓　杏仁去皮尖　芎藭　肉桂

大豆黃卷　阿膠各一錢二分半　蒲黃　人參

神麯各二錢半　雄黃八分　甘草五分　白斂七分半

犀角二錢　乾山藥七錢　乾薑三錢　金箔一百二十片

大棗十個蒸熟爛研

右爲末煉蜜丸每兩作十丸金箔爲衣每服一丸溫水化下

朱砂丸方見發搐

瀉青丸方見肝臟

導赤丸方見心臟

抑青丸方見肝臟

補中益氣湯　方見虛羸

地黃丸　方見腎臟

小柴胡湯　方見發痙

六君子湯　方見天鈞

秘旨安神丸　方見心臟

異功散　方見天鈞

慢驚

錢仲陽云慢驚因病後或吐瀉或藥餌傷損脾胃肢體逆冷口鼻氣微手足瘈瘲昏睡露睛此脾虛生風無陽之症也溫白丸主之蓋慢驚者陰症也俱臟受病而屬虛因吐瀉脾肺俱虛肝木所乘而致瘈瘲微搐婁全善所謂木虛則搐而無力經所謂木不及曰委和其病搖頭是也謂手足搐動泄瀉心悸火虛則身寒口中

氣冷土虛則吐瀉睡而露睛治宜溫補脾胃用六君子湯五味異功散之類徐用誠云乙木屬陰乃肝臟病故慢而難治況有夾熱夾食夾痰與外感症相似者當宗錢氏方主之保嬰集云急驚屢發而屢用直瀉之藥則脾陰愈消而變爲慢驚多矣大率吐瀉痰鳴氣喘眼開神緩昏睡露睛驚跳搐搦乍發乍靜或身熱身冷面淡青白或眉脣青赤其脉遲沈數緩是也當溫補脾氣爲主而佐以安心制肝東垣亦云慢驚風由脾胃虛而生脾虛者因火邪乘其土位火旺能實其木木旺故來剋土當於心經中以甘溫補土之源更於脾土中瀉火以甘寒補金以酸涼致脾土中金旺火衰風木自虛矣稟賦不足或久病脾虛及常服剋伐之藥者多致此症若因土虛不能生金金不能平木木來侮土而致前症者以五味異功散加當歸酸棗仁佐以鈞

藤飲子補土平木若脾土虛寒者用六君子加炮薑木香不應急加附子以回陽氣蓋陰血生於脾土宜四君子當歸酸棗仁凡元氣虧損而至昏憒者急灸百會穴若待下痰不愈而後灸之則元氣脫散而不救矣此乃臟腑傳變已極總歸虛處惟脾受之無風可逐無驚可療因脾虛不能攝涎故津液妄泛而似痰者當依前法自效若不審其因泛用祛風化痰之劑則脾氣益傷陰血益損病邪益盛而危矣

治驗

舉人余時正子傷食發丹服發表之劑手足抽搐服抱龍丸目瞤痰盛余謂脾胃虧損而變慢驚也無風可祛無痰可逐只宜溫補胃氣遂用六君加附子一劑而愈

一小兒抽搐痰涎自流或用驚風之藥益甚視其面色黃白

余用六君補中益氣二湯補脾肺而愈

一小兒傷風咳嗽痰涌用六君桔梗桑皮杏仁治之而愈後飲食停滯作瀉腹脹用六君加山楂厚朴而安又復停食作嘔或用藥下之更加咳嗽余謂脾肺俱虛宜用調補彼以爲緩自服發表剋滯前症益甚頭項面動宜用天南星散倍加鈎藤鈎及異功散而愈

一小兒遇驚即痰盛咬牙發搐搖頭作瀉恪服腦麝朱砂等藥以致慢驚而卒

朮附湯　治風濕相搏身體煩疼不能轉側不嘔不渴大便堅硬小便自利及風症頭目眩重等症

白朮四兩　甘草炒二兩　附子炮去皮臍一兩

右爲末入附子每服三錢薑五片棗一枚水煎服

愚按附子溫中回陽爲慢脾之聖藥也如元氣未脫用之無有不應須用每隻重一兩三四錢端正不尖底平週圍如蓮花瓣者佳否則假川川烏也製法切去皮尖以童便浸之秋冬七日春夏五日每日一換浸畢切作四塊以濕草紙包數層微火煨半日取出切開無白星爲度如急用炮至烈紋即投童便中良久浸透切片如色白再微炙之氣脫甚者急生用亦效

太乙保生丹　治慢驚尚有陽症者

全蝎青者十四箇　白附子生用　眞殭蠶　牛膽南星

蟬蛻　琥珀　防風　朱砂各一錢

麝香五分　用爲末米糊丸桐子大金箔爲衣每服一二丸薄荷湯化下

聚寶丹　治慢驚

人參　茯苓　琥珀　天麻　眞殭蠶　全蝎炙

防風　牛膽南星　白附子生用　烏蛇肉酒洗焙一錢

朱砂半錢　麝香少許　用爲末煉蜜丸桐子大每服二丸薄荷湯下

金箔鎮心丸　治風壅痰熱心神不寧驚悸煩渴唇焦頰赤夜卧不安譫語狂妄

朱砂一兩　白茯苓　人參　甘草各半兩　山藥一兩半

片腦　牙硝一錢半　麝香五分　金箔十二貼爲衣

草紫河車二錢半黑豆煎煮　用爲末煉蜜丸每用五錢作五十丸以金箔爲衣每服一丸薄荷湯化下合化亦得

溫白丸　治驅風豁痰定驚

人參　防風　白附子生用　直殭蠶　全蝎各一錢

南星湯泡七次焙　天麻各二錢

右爲末水糊丸桐子大每服三五丸薑湯下

烏蝎四君子湯 即四君子加川烏全蝎各少許爲末每服半錢
薑棗水煎服次服去川烏

天南星散 治慢驚驅風豁痰

南星重八九錢者一箇掘地坑深尺許先用炭五斤燒通紅以好米醋一碗灑坑中即投南星以火炭密蓋又用盤覆時許取出

右爲末人琥珀全蝎各一錢每服二字煎生薑防風湯下

烏沉湯 治慢驚驅風助胃

天麻二錢　人參　真川烏生用　全蝎焙
南星炮　木香　沉香各一錢　甘草炒半錢

右爲末每服三五分薑水煎服

沉香散 治助胃氣止吐瀉

茯苓二錢　沉香　丁香　木香

藿香二錢　厚朴製　甘草炙各一錢

右爲末每服一字米飲湯調下

藿青丸

藿合香丸一分　青州白丸子二分　右和勻每服五分薑湯下

銀白散　治胃虛吐瀉

糯米炒二兩　扁豆蒸二兩　藿香二錢　白朮炒一兩

丁香二錢　甘草炙三錢

右爲末紫蘇米飲調下直指方加炮白附子全蝎木香石蓮薑水煎

鈎藤散　治吐利脾胃氣虛生風

鈎藤鈎二錢　蟬殼　天麻　防風

蝎尾去毒　人參各半兩　麻黃　殭蠶炒

甘草炙　川芎各二錢五分　麝香五分

右爲末水煎服虛寒加附子一錢

黑附子湯　治慢脾風四肢厥冷

附子炒去皮三錢　木香　人參各一錢五分　白附子一錢

甘草炙五分

右爲散每服三錢薑五片水煎若手足既溫即止後服

生附四君子湯　治吐瀉不思乳食凡虛冷病先與數服以正胃氣

人參　白术　附子　木香

茯苓　橘紅　甘草各等分

右爲末每服五七分薑棗水煎服

辰砂膏　治慢脾冷痰壅滯手足冷而微搐者

黑附子一枚重一兩以上者去皮臍頂上挖一孔入辰砂末一錢仍用附子塞之炭火燒存性

牛膽南星半兩　白附子炒　五靈脂　蝎稍各二錢半

右爲末煉蜜丸桐子大每服二三錢生薑汁泡湯下

七寶辰砂丹　治風痰奇効慢驚慢脾以辰砂為主木香佐之用開元錢一箇背後上下有兩月片者放鐵匙上炭火內燒以頭成珠子取入盞中作一服用木香煎湯送下人參湯亦可

天麻防風丸　方見臍風

參苓白术散　方見虛羸

異功散　即五味異功散方見虛羸

四君子湯　方見天釣

益黃散　方見脾臟

六君子湯　方見天釣

補中益氣湯　方見虛羸

驚癇

錢仲陽云小兒發癇因血氣未充神氣未實或為風邪所傷或

爲驚悸所觸亦有因娠七情驚怖所致者若眼直目牽口噤涎流肚膨搐背項反張腰脊强勁形如死狀終日不醒則爲痓矣如面赤目瞪吐舌嚙唇心煩氣短其聲如羊者曰心癇面青唇青兩眼上竄手足攣掣反折其聲如犬者曰肝癇面黑目振吐涎沫形體如尸其聲如猪者曰腎癇面如枯骨目白反視驚跳反折搖頭吐沫其聲如雞者曰肺癇面色痿黄目直腹滿自利四肢不收其聲如牛者曰脾癇五癇通用五色丸爲主仍參以各經之不心癇屬血虛者用養心湯發熱飲冷爲實熱用虎睛丸發熱飲湯爲虛熱用妙香散肝癇昔虛症用地黄丸抽搐有力爲實邪用柴胡清肝散大便不通用瀉青丸腎癇者用地黄丸紫河車丸之類腎無瀉法故徑從虛治之肺癇者屬氣虛用補肺散面色痿黄者土不能生也用五味異功散面色赤者

陰火上衝於肺也用地黄丸脾癇者用五味異功散若面青瀉利飲食少思用六君子加木香柴胡若發熱搐掣仰卧面色光澤脉浮病在府爲陽易治身冷不搐覆卧面色黯黑脉沉病在臓爲陰難治凡有此症先宜看耳後高骨間先有青脉紋抓破出血可免其患此皆元氣不足之症也須以紫河車（即小兒胞也）丸爲主而以補藥佐之設若泛行剋伐復傷元氣則必不時舉發久而變危多至不救又有驚風食癇三種詳見後方仍參驚風胎風治之

治驗

一老人生子方週歲秋初暴冷忽發搐似驚癇過則氣息奄奄此元氣虚弱所致與補中益氣湯而愈

一小兒十歲一小兒七歲各有癇症歲發二次後因出痘及

飲食停滯舉發頻數用六君子補中益氣二湯而愈

一小兒患前症每發吐痰困倦半晌而甦諸藥不應年至十三而頻發用紫河車生研爛入人參當歸末丸桐子大每服三五十丸日進三五服乳化下一月漸愈又佐以八珍湯全愈

一小兒七歲發驚癇每作先君令其恣飲人乳後發漸疏而輕至十四歲復發仍用人乳不應余令用肥厚紫河車研爛入乳調如泥日服二三次至數具而愈後常用加減八味丸而安至二十三歲發而手足厥冷仍用前法佐以八味丸十全大補湯而痊

五癇丸　治諸癇

雄黃　真珠各一兩　朱砂水飛半兩　水銀二錢半用鉛三兩溶化入水銀炒結成砂

用爲末煉蜜丸麻子大每服二三丸金銀煎湯下

錢氏蛇黃丸　治驚癇因震駭恐怖叫號恍惚是也

蛇黃（真者三箇火煅醋淬）　鬱金（七分一處為末）　麝香（一匙另入）

右為末飯丸桐子大每服一二丸煎金銀磨刀水化下

牛黃丸　治風癇因汗出解脫風邪乘虛迷悶搐掣涎潮屈指如計數是也

牛膽南星　全蝎（焙）　蟬脫（各二錢半）　防風

白附子（生用）　天麻　真殭蠶（炒各一錢半）　麝香（半字）

右為末棗肉和丸水銀半錢研細入藥丸菉豆大每服一二丸荊芥生薑湯下

妙聖丹　治食癇因驚而停食吐乳寒熱大便酸臭是也

赭石（煅醋淬二錢半）　巴豆（三箇去心油二錢）　雄黃　蝎稍

朱砂（各一錢）　輕粉　麝香（各一匙）　杏仁（二錢微炒）

右爲末棗肉丸梧子大每服一二丸木賊草煎湯送下

星蘇散　治諸風口噤不語

天南星（略炮剉）

右每服五七分薑四片紫蘇五葉水煎入雄猪膽少許溫服

斷癇丹　治癇瘥後復作症候多端連綿不除者

黃耆（蜜炙）　鈎藤鈎　細辛　甘草（炙各半兩）

蛇蛻（二寸酒炙）　蟬蛻（四箇）　牛黃（一錢另研）

右爲末煮棗肉丸麻子大煎人參湯下每服數丸量兒加減

消風丸　治風癇先宜此藥

牛膽南星（二錢）　羌活　獨活　防風　天麻

人參　荆芥　川芎　細辛（各一錢）

右爲末蜜丸桐子大每服二丸薄荷紫蘇湯調化下

祛風保安丸　治諸風久遠治之並驗

川烏（去皮尖二錢半生用）　五靈脂（半兩）

右為末猪心血丸桐子大每服一二丸薑湯化下

雄黄丸　治顛癇搐掣惡聲嚼舌

雄黄　黄丹（微炒各五錢）　麝香（五分）

右為末用牛乳汁三合熬膏杵丸麻子大每服二三丸（溫熟水下）

比金丸　治驚癇先用此藥

人參　琥珀　白茯苓　遠志（薑製取肉炒）

朱砂　天麻　石菖蒲（細密者）　川芎

南星　青黛（各一錢）　麝香（一匙）

右為末蜜丸桐子大每服一二丸金銀薄荷湯下

虎睛丸　治驚癇邪氣入心

虎睛細研　遠志薑汁浸　犀角鎊屑　大黃濕紙包煨
石菖蒲　麥門冬各等分　蜣螂去足翅炒三枚
右為末米糊丸桐子大每服一二丸竹葉煎湯或金銀薄荷
煎湯下

清神湯　治驚癇
犀角鎊屑　遠志薑汁焙　白蘚皮　石菖蒲
人參　甘草炒各一錢半
右為末每服五七分麥門冬煎湯調下

密陀僧散　治心癇不語及諸驚失音用密陀僧為末每服一
匙米醋湯調下大人服一錢熱酒下

蝎虎散　治驚癇
褐色生蝎虎一個連血細研

右人朱砂麝香末少許同研用薄荷湯調作一服數年者亦効蓋癇疾皆心血虛滯生蠍虎管守其血繼服二陳湯若無生蠍以帶性雄猪心血代用人代赭石散大妙

代赭石散　治陰陽癇

代赭石煆醋淬研為末水飛過晒乾

右為末每服半錢以金銀煎湯和金箔銀箔調連進二服脚脛上有赤斑乃邪氣發出可治無赤斑則難治

化風丹　京風化痰退熱定搐

牛膽南星　羌活　獨活　防風　天麻

人參　川芎　荊芥　粉草各錢　全蠍一箇

右為末煉蜜丸皂角子大每服一錢薄荷湯化下

茯神湯　治膽氣虛寒頭痛目眩心神恐懼不能獨處或是驚癇

茯神　酸棗仁炒　黃耆炒　柏子仁炒　白芍藥炒

五味子炒各一兩　桂心　熟地黃自製　人參

甘草炒五分　右每服二三錢，水煎。

酸棗仁丸

治膽氣實熱，驚癇，或睡臥不安，驚悸怔忡。

茯神　酸棗仁炒　遠志　柏子仁炒　防風

枳殼麩炒，各半兩　生地黃杵膏，半兩　香竹茹二錢五分

右各另為末，蜜丸粟米大。每服七八十丸，白滾湯送下。

定志丸

治心神虛怯，所患同前，或語言鬼神，喜笑驚悸。

人參　茯苓各一兩五錢　菖蒲　遠志各一兩

右各另為末，蜜丸，如前服。

養心湯

治心血虛怯，驚癇，或驚悸怔忡，盜汗無寐，發熱煩躁。

黃耆　白茯苓　茯神　半夏麴　當歸

川芎　辣桂　柏子仁　酸棗仁　五味子
人參各三錢　甘草炒四錢　右每服二三錢薑棗水煎
妙香散　治心氣不足驚癇或精神恍惚虛煩少寐盜汗等症
辰砂三錢　麝香一錢　木香煨二錢五分　茯苓
山藥　茯神　遠志　黄耆炒各一兩　桔梗
甘草炒　人參各五錢　右各另爲末每服一錢溫酒或白湯調服
八味地黄丸即六味地黄丸加附子肉桂各一兩　治禀賦命門火衰不能生土以致脾土虛寒或飲食少思或食而不化臍腹疼痛夜多漩溺等症經云益火之源以消陰翳蓋謂此也或乳母命門火衰兒飲其乳致前症者子母並宜服之方見驚癇
加減八味丸　治禀賦腎陰不足或吐瀉久病津液虧損口乾作渴或口舌生瘡兩足發熱或痰氣上湧或手足厥冷等症即地

黃丸加肉桂一兩五味子四兩

地黃丸治小兒肝經虛熱血燥或風客淫氣而患瘰癧結核或四肢發搐眼目抽動痰涎上湧又治腎疳腦熱肢體消瘦手足如冰寒熱往來滑泄肚脹口鼻乾渴齒齦潰爛爪黑面黧或遍身兩耳生瘡或耳內出水或發熱自汗盜汗便血諸血失音等症其功不能盡述即六味地黃丸方見腎臟

八珍湯治氣血俱虛陰火內熱或因剋伐之劑脾胃虧損肌膚消瘦等症即四君子四物二湯方見發搐

十全大補湯治氣血虛弱或稟賦不足寒熱自汗食減體瘦發熱作渴頭痛眩暈宜用之方見熱症

補中益氣湯方見虛羸

六君子湯方見內釣

紫霜丸

天麻丸 二方見臍風

驚風

驚風者虚惕怔忡氣怯神散痰涎來去泄瀉色青若驚人心則面赤夜啼用梔子清肝散加黄連入肝則面青眼竄用柴胡清肝散入脾則面黄嘔吐虚汗嗜卧用六君加柴胡山梔入肺則面白喘急用異功散加柴胡桔梗入腎則面黑囓奶咬牙用六味地黄丸若因乳母恚怒肝火或膏粱積熱遺兒爲患或兒吐瀉傷脾清氣不升風木陷入太陰傳變等因皆能致此當隨主治否則必成慢脾也須預慎防爲善

治驗

一小兒十五歲御女後復勞役考試失意患瘧疾三年矣遇

勞則發用十全大補湯加味歸脾湯之類更以紫河車生研如膏入蒸糯米爲末丸如桐子大每服百丸日三五服而痊後患遺精盜汗發熱仍用前藥及地黄丸而愈此症治不拘男婦老幼皆效

一小兒周歲後從桌上仆地良久復甦發搐吐痰沫服定驚化痰等藥遇驚即復作娶姻後不時發而難愈形氣俱虚而色痿黄服十全大補補中益氣二湯而愈

至寶丹 治諸驚癇心熱及卒中客忤煩躁風涎搐搦或傷寒狂語伏熱嘔吐

生犀角鎊屑 生玳瑁 琥珀 朱砂水飛

雄黄水飛各一兩 金箔五十片半爲衣 銀箔五十片 片腦一錢

麝香一錢 牛黄半兩 安息香一兩半爲末酒淘去砂取一兩酒煎成膏

右各另爲末和匀入安息香膏如乾入熟蜜少許桐子大服一二丸人參湯化下量兒加減

神妙奪命丹 七月内取青蒿節内蟲入朱砂麝香爲丸麻子大每服三五丸薑湯下

人參羌活散 治傷風驚熱

羌活 獨活 前胡 柴胡 川芎
白茯苓 桔梗 枳殼 人參 地骨皮
天麻各三分 甘草減半

右生薑薄荷水煎治驚熱加蟬蜕

防風導赤散 治初驚

生地黄 木通去節 防風 甘草各等分

右每服三錢竹葉少許水煎有熱加黄芩赤芍藥羌活

蟬蜺鈎藤飲　治肚疼驚蹄

鈎藤鈎　天麻　茯苓　川芎　白芍藥各三錢

甘草　蟬蛻各一兩　右入燈心水煎

七寳洗心散　治煩熱生瘡兼治驚風

生地黄　荆芥穗　防風　甘草　黄芩

羌活　赤芍藥各等分　右爲末每服一錢燈心薄荷湯調下

瀉芎丸治風熱壅滯頭目昏眩口舌生瘡牙齒疳蝕或遍身瘡疥咬牙驚惕怔忡煩躁作渴或大便澁滯或積熱腹滿驚風潮搐等症

大黄生　黄芩各二兩　生牽牛末一兩　滑石四兩

黄連　薄荷葉　川芎各半兩

右爲末水糊丸桐子大每服三四丸溫水下

治心丸　治驚熱煩躁

人參　茯神　防風　朱砂　柴胡各三錢

金箔二十片

右爲末煉蜜丸桐子大每服一二丸竹瀝下調

化風丹方見驚癎

安神丸方見心臟

辰砂膏方見急驚

柴胡清肝散方見熱症

六味地黄丸方見腎症

梔子清肝散方見諸熱

十全大補湯即八珍湯加黄耆肉桂

異功散方見天釣

補中益氣湯方見虚羸

六君子湯六見天釣

天釣內釣

天釣者發時頭目仰視驚悸壯熱兩目反張淚出不流手足搐掣不時悲笑如鬼祟所附甚者爪甲皆青蓋因乳母厚味積毒在胃致兒心肺生熱痰鬱滯或外挾風邪爲患法當解利其邪用釣藤飲上氣喘粗者用烏蠍四君子湯內釣者腹痛多啼唇黑囊腫傴僂反張眼尾赤此胎中受風及外驚所致若內臟抽掣作痛狂叫或泄瀉縮脚內症一作外症亦然極難調理內症服聚寶丹外症服釣藤飲進乳食者可治若腹痛唇黑囊腫之類用聚寶丹若外驚內臟抽搐之類用釣藤飲若因乳母醇酒厚味積毒在胃用加味清胃散若因乳母鬱怒積熱在肝用加味逍遙散加味歸脾湯俱加漏蘆子母俱服凡母食膏粱厚味

飼兒之時先擠去宿乳然後吮之

治驗

一小兒因乳母受驚發搐時目赤壯熱腹痛哭而曲腰用四物加柴胡防風又用加味逍遙散加熟地黃以清肝熱生肝血再用地黃丸滋腎水以生肝木母子俱安

一小兒曲腰而啼面青唇黑此寒氣所乘內釣腹痛也用五味異功散加木香乾薑一劑與母服之頓愈後因母感寒腹痛而啼用人參理中湯一劑與母服其子亦安

一小兒曲腰乾啼手足並冷用六君子加乾薑木香服之未應又加肉桂母子俱服而安

一小兒忽乾啼作瀉睡中搐手足冷此脾土虛寒肝木侮之而作發搐乃內釣也用益黃散一劑而安用四君子加柴胡

升麻乳食漸進而安

一小兒乾啼面青或赤手足並熱或用清熱之劑久不愈診其乳母有肝火氣滯用加味逍遙散及越菊丸以治其母時灌子數滴不旬日子母並愈

一小兒患前症服魏香散而愈後復作服祛風鎮驚之藥上氣喘粗此元氣虛寒也余先用烏蝎四君子湯稍愈但倦怠殊甚用補中益氣湯及五味異功散而痊

一小兒因母每感寒腹痛飲燒酒發熱痰盛面赤手足並熱屬胃經實熱之天釣也用清胃散子母服之並愈後因傷乳吐瀉面色或青或白手足並冷屬脾氣虛寒用六君子木香乾薑而愈三歲後傷食腹痛唇黑作瀉數去後而無糞或糞少而青此元氣虛寒下陷用補中益氣湯漸愈

一小兒啼哭陰囊腫大眼目上翻赤脉流淚此肝熱內鈎用柴胡清肝散加鈎藤鈎治之諸症漸愈又用鈎藤飲而痊後復發或用祛病根之藥致乳食日少肚中脹痛手足浮腫余先用六君子升麻柴胡數劑諸症稍愈又傷乳食吐瀉用平胃散一服即愈

一小兒因乳母懷抱鬱結腹痛發搐久而不愈用加味歸脾湯加漏蘆母子並服漸愈又母大怒發厥而甦兒遂食乳腹痛作瀉面青作嘔先用小柴胡湯二劑母子並服少愈其母又嚥酸腹脹用越鞠丸加味歸脾湯佐以加味逍遥散而痊

鈎藤膏　治腹痛乾啼作嘔名盤腸內鈎

乳香　没藥　木香　薑黃各一錢　木鱉子三箇去油

右爲末蜜丸皂角子大鈎藤鈎湯磨半丸入蜜服未止再服魏香散

魏香散

阿魏二錢先用溫酒溶化　蓬术五錢　用將蓬术浸阿魏酒中一伏時焙乾爲末每服二三分紫蘇米飲調下

鈎藤飲　治小兒臟寒夜啼陰極發躁此方主之

鈎藤　茯神　茯苓　川芎　當歸　木香　甘草　芍藥各一錢

右爲末每服一錢薑棗水煎若心經熱臉紅舌白小便赤澀用鈎藤飲去木香加朱砂末一錢木通湯下

乳香丸　治驚風內釣腹痛驚啼

乳香半錢　沒藥　沉香各一錢　蝎稍十四箇　雞心檳榔一錢半

右爲末蜜丸桐子大每服二三錢菖蒲鈎藤鈎煎湯下

木香丸　治病同前

木香　全蝎各五分　沒藥　茴香　釣藤鉤各一錢

右各别爲末以大蒜研爛和丸桐子大曬乾每服二丸釣藤煎湯下

清胃散　治胃火牙痛或連頭面

升麻五分　生地黄　牡丹皮　黄連炒　當歸各三分

右水煎服加柴胡山梔即加味清胃散

愚按前方治脾胃實火作渴口舌生瘡或唇口腫痛齒齦潰爛焮連頭面或惡寒發熱或重舌馬牙吐舌流涎等症子母並宜服之若因脾胃氣虚寒凉剋伐或虚熱上行口舌生瘡弄舌發熱飲食少思或嘔吐困睡大便不實流涎齦爛者用五味異功散

四君子湯　治脾氣虚損吐瀉少食

人參　白术　茯苓　甘草各等分

右每服二錢薑棗水煎 新增

愚按前方君胃氣虛弱剋伐傷脾飲食少思或食而難化若作嘔作泄尤宜用之如兼痰嗽氣逆肢體倦怠面目浮腫者宜六君子湯

六君子湯即四君子加陳皮半夏治脾胃氣虛吐瀉不食肌肉消瘦或肺虛痰嗽喘促惡寒或肝虛驚搐目眩自汗諸症並宜服之以滋化源方 見內釣

錢氏異功散　治吐瀉不食脾胃虛冷者先與數服以益中州之氣

人參　茯苓　白术　甘草炒　陳皮各等分

右為末每服二三錢薑棗水煎

愚按前方治脾胃虛弱吐瀉不食或驚搐痰盛或睡而露睛

手足指冷或脾肺虛弱咳嗽吐痰或虛熱上攻口舌生瘡弄舌流涎若母有症致兒患此者子母並服之

加味歸脾湯去丹皮山梔即歸脾湯治脾虛弱損健忘驚悸等症

人參　黃耆　茯神去木各一錢　甘草　白朮炒一錢

木香五分　遠志去心　酸棗仁　龍眼肉　當歸

牡丹皮　山梔炒各一錢　用水煎服

愚按前方若乳母憂思傷脾血虛發熱食少體倦或脾虛不能統攝以致陰血妄行或健忘怔忡驚悸少寐或心脾作痛自汗盜汗或肢體腫痛大便不調或婦人經候不調晡熱內熱或繭唇流注等症致兒爲患者令子母俱服之

加味逍遙散去牡丹皮山梔即逍遙散治肝脾血虛等症

當歸　甘草炙　芍藥酒炒　茯苓　白朮

柴胡各一錢 牡丹皮 山梔炒各七分 用水煎服

愚按前方若乳母肝脾血虚內熱寒熱遍身搔痒肢體作痛頭目昏重怔忡頰赤口燥咽乾或發熱盜汗食少不寐或口舌生瘡耳內作痛胸乳腹脹小便不利致兒爲患尤宜用之

又治婦人陰虚發熱兒飲其乳以致患瘰癧者

越鞠丸 治六鬱飲食少思或胸滿吐酸齒痛瘡疥等症

蒼术 撫芎 香附 神麯炒 山梔炒

麥芽炒 山楂各等分

右各爲末水煮神麯麥芽末糊丸粟米大每服百丸白湯送下

鎮心丸 治急驚化痰鎮心

朱砂 龍齒 牛黄各一錢 鐵粉 琥珀

人參 茯苓 防風各二錢 全蝎七箇焙

右爲末，蜜丸桐子大，每服一二丸，薄荷湯送下。

聚寶丹

烏蝎四君子湯二方見慢驚

平胃散

益黃散方見噤風

人參理中湯方見傷寒

補中益氣湯方見虚羸

六君子湯方見内釣

釣藤散方見慢驚

地黄丸方見腎臓

柴胡清肝散方見熱症

四物湯方見急驚

小柴胡湯方見痓症

一盤腸氣痛

小兒盤腸氣者痛則曲腰乾啼額上有汗皆由肝經風邪所搏也肝腎居下故痛則曲腰乾啼者風燥其液故無淚也額上有汗者風木助心火也口閉足冷者脾氣不營也下利青糞者肝木乘脾也皆由産下澡洗受風冷所致當服鈎藤膏之類若乳母及兒受寒邪者用沉香湯之類若兒額間有汗口閉脚冷乃虚寒也用當歸散或沉香降氣湯之類若面赤唇焦小便不通小腹脹痛者乃小腸熱也用人參湯送下三黃丸若痛不止煎葱湯淋揉其腹就以熱葱熨臍腹間良久尿出痛止或以乳香没藥木香各少許水煎灌匙許若因乳母飲食停滯者用保和丸懷抱氣鬱者加味歸脾湯怒動肝火者加味逍遙散子母俱

服並佳

治驗

一小兒曲腰啼叫右腮青黑此脾腹內痛因脾土虚寒肝木乘之也用六君子加木香釣藤鈎即愈

一小兒因乳母大怒亦患前症面赤而啼小便不利用加味逍遥散加木通車前子母子服之並愈

一小兒啼叫面赤手足不冷用釣藤飲隨愈後因其母飲酒厚味仍作啼手足發熱又用前藥加生地黄而愈後又面青手足冷啼叫吐瀉其糞腥穢用助胃膏一服而安

一小兒患前症曲腰而啼額間出汗足冷唇青糞青先用釣藤膏治愈後復患仍用釣藤鈎膏而痛減半又煎葱湯熨洗其腹腹痛遂安

一小兒脣青足冷啼聲不絶用助胃膏一服稍安又食生冷之物前症仍作更泄瀉不止先用六君子加木香乾薑一劑乃去木香乾薑又二劑其瀉頓止又用四君子少加升麻四劑飲食加進

一小兒十四歲腹痛吐瀉手足常冷肌體瘦弱余謂所禀命門火虛也用六君子湯八味丸漸愈畢姻後因房勞勤讀感冒發汗繼以飲食勞倦朝凉暮熱飲食不思用六君子十全大補二湯尋愈後不慎飲食起居午前臍下熱起則遍身如炙午後自足寒至腰如氷熱時脉洪大按之如無兩尺微甚寒時則六脉微細如絶湯粥稍離火食之即腹中覺冷此亦禀命門火衰之症也用補中益氣湯八味丸各百餘服漸愈後大吐血別悞服犀角地黃丸一劑病益甚飲食頓減而色

皖白手足厥冷或時發熱寒時脉微細而短者陽氣虛微也熱時脉洪大而虛者陰火虛旺也余用十全大補八珍湯六君子之類但能扶持而血不止復因勞役吐血甚多脉洪大鼓指按之如無而兩寸脉短此陽氣大虛也用人參一兩附子一錢佐以補中益氣湯數劑諸症漸退乃減附子五分又各數劑脉症悉退乃每服人參五錢炮薑五分月餘始愈

當歸散　治臟寒腹痛面青手冷夜啼不乳

當歸　白芍藥　人參　甘草炙二分　桔梗

橘皮去白各一錢

用爲末水煎半盞時時少與服

沉香降氣湯　治氣不升降胸膈痞塞心腹脹滿喘促短氣乾噦煩滿咳嗽痰涎口中無味嗜臥不食

香附子二兩半　沉香　砂仁各一錢　甘草七錢半

右爲末每服一錢入鹽少許沸湯點平旦空心服

愚按前方若乳母中氣鬱滯不能升降患此症致兒作痛者亦用之

三黄丸方見疝氣

加味歸脾湯

加味逍遥散

鈎藤膏三方見內釣

助胃膏方見熱吐

魏香散

六君子湯二方見內釣

四神丸方見脫肛

八味丸

補中益氣湯 方見虛羸

胎驚

小兒胎驚風者因妊婦飲酒忿怒驚跌或外挾風邪內傷於胎兒生下即病也若月內壯熱翻眼握拳噤口出涎腰強搐掣驚悕啼叫顋縮顖開頰赤面青眼合者當散風利驚化痰調氣及貼顖法甚則以硃銀丸下之若面青拳搐用保命丹釣藤散之類切不可慢作臍風妄用溫藥若眉間色赤或虎口指紋曲裏者可治用釣藤散全蝎散若眉間色黑或指紋反出外者不治大抵小兒臟腑脆弱不可輒用銀粉鎮墜之劑反傷真氣多致不救者且妊娠每月各有經脉滋養一月屬肝二月屬膽三月屬心四月屬小腸五月屬脾六月屬胃七月屬肺八月屬大腸九月屬腎十月屬膀胱多因妊娠時受患而作也須察於其月

受病病在某經和其陰陽調其脾胃兼以見症之藥佐之無有不愈

治驗

一小兒患胎驚諸藥不應用紫河車研爛如泥每用錢許乳化服之更以十全大補湯加鈎藤鈎漏蘆與母服兩月餘舉發漸輕服年餘舉發漸稀服年餘不再發至出痘後復發取紫河車研爛入糯米粉丸小豆大每服百丸以乳送下服二具全瘥畢姻又發仍用前丸及十全大補湯六味丸加當歸黄耆肉桂五味子年餘喜其能遠帷幙得痊後因勞役更作又用前丸及十全大補等藥不應用大劑獨參湯服數斤然後舉發稍緩乃用人參二兩附子一錢數服頓止仍用前藥間白獨參湯而痊

小兒患胎驚用紫河車丸及十全大補湯及鈎藤膏而愈

畢婚後復發，用大劑獨參湯、六味丸加五味子、黃耆、當歸煎服半載，舉發稍輕，年餘不再發。後每勞役怒氣仍發，即用煎藥隨愈。又傷寒愈後復作，虛症悉具，莫能名狀，用紫河車二具、獨參煎湯十餘斤而痊。後患傷風咳嗽，咽乾內熱，用六味地黃丸料加五味子煎服，及十全大補湯而痊。

十全大補湯 即八珍湯加黃耆、肉桂，四物、四君子合用，方見急驚

地黃丸 方見腎臟

蘇銀丸 方見噤風撮口

保命丹 方見發搐

釣藤散 方見慢驚

全蝎散 方見偏風口噤

貼顖法 方見發搐

鈎藤膏 方見天鈎

紫河車丸 方見前症

胎風

小兒初生其身有如湯潑火傷者此皆乳母過食膏粱所致也其母宜服清胃散及逍遥散以清其氣血兒亦飲數滴可也有身無皮膚而不燃赤者皆由產母脾氣不足也用粳米粉傅之燃赤發熱者皆由產母胃中火盛也用石膏傅之經謂脾主肌肉肺主皮毛故知病脾肺也如腦顖生瘡者火土相合蘊成濕熱下流攻擊腎水也難治如腳上有瘡者陰虛火盛也此不滿五歲而斃如未滿月而撮口握拳腰軟如隨者此肝腎中邪勝正弱所致也三日內必不治如男指向裏女指向外尚可治眉紅亦不可治可治者用全蝎散鈎藤散等類治之若因乳病虧

損胃氣而諸臟虛弱所致者用補中益氣湯錢氏地黃丸若面唇赤色正屬腎水不足肝經陰虛火動而內生風熱宜當滋腎水以制陽光其身軟者內稟氣不足肌肉未堅也當參五軟而施治之

清胃散

逍遥散 二方見內釣

全蝎散 方見口噤

釣藤散 方見慢驚

補中益氣湯 方見虛羸

錢氏地黃丸 方見腎臟

五軟

五軟者頭項手足肉口是也夫頭軟者臟腑骨脈皆虛諸陽之

氣不足也乃天柱骨弱腎主骨足少陰太陽經虛也手足軟者脾主四肢乃中州之氣不足不能營養四肢故肉少皮寬飲食不爲肌膚也口軟者口爲脾之竅上下齦屬手足陽明陽明主胃脾胃氣虛舌不能藏而常舒出也夫心主血肝主筋脾主肉肺主氣腎主骨此五者皆因禀五臟之氣虛弱不能滋養充達故骨脉不強肢體痿弱源其要總歸於胃蓋胃水穀之海爲五臟之本六腑之大源也治法必先以脾胃爲主俱用補中益氣湯以滋化源頭項手足三軟兼服地黃丸凡此症必須多用二藥仍令壯年乳母飲之兼慎風寒調飲食多能全形

治驗

吳江史萬湖子七歲患吐瀉顖目頓陷天柱骨倒兼面赤色余適在彼先用補中益氣湯加附子一劑其瀉止而諸症愈

又用錢氏地黄丸料煎服頓安

一小兒七歲夏間過食生冷之物早間患吐瀉面赤作渴手足並熱項軟顖陷午後面色頓白手足並冷脉微欲絶急以六君子湯加附子一劑諸症頓除顖頂頓起而安小兒易虚易實故雖危症若能速用對病之藥亦可回生者

一小兒九歲因吐瀉後項軟面白手足並冷脉微細飲食喜熱余先用六君子湯加肉桂五劑未應更加炮薑四劑諸症稍愈面色未復尺脉未起佐以八味丸月餘面色微黄稍有胃氣矣再用前藥又月餘飲食略增熱亦大減乃朝用補中益氣湯食前用八味丸又月餘元氣漸復飲食舉首如常又月餘而肌肉充盛諸病悉愈

一小兒十二歲瘧疾後項軟手足冷飲食少思粥湯稍離火

食之即腹中覺冷用六君子湯加肉桂乾薑飲食漸加毋飲食中加茴香胡椒之類月餘粥食稍可離火又用前藥百劑飲食如常手足不冷又月餘其首能舉後飲食停滯患吐瀉項乃痿軟朝用補中益氣湯夕用六君子湯及加減八味丸兩月餘而項復舉畢姻後眼目昏花項骨無力頭自覺大用八味丸補中益氣湯三月餘元氣復而諸症退後每入房勞役形氣殊倦盜汗發熱服後二藥即愈

一小兒十五歲手足痿軟齒不能嚼堅物內熱晡熱小便澀滯如淋服分利之劑小便如淋服滋陰之劑內熱益甚服燥濕之劑大便重墜余謂此禀腎氣不足早犯色慾所致按精血篇云男子精未滿而御女以通其精五臟有不滿之處異日有難狀之疾老人陰已痿而思色以降其精則精不出而

內敗小便澀痛如淋其陰已耗而復竭之則大小便牽痛愈痛則愈便愈便則愈痛正謂此也遂朝用補中益氣湯夕用六味丸加五味子煎服各三十餘劑諸症漸愈後夢遺諸症復作手足時冷痰氣上急用十全大補湯加味八味丸料各八劑二便稍利手足稍溫仍用前二藥三月餘元氣漸復飲食如常又飲食停滯吐瀉腹痛按之不疼此脾胃受傷也用六君子湯加木香肉荳蔻治之其吐未已左尺右關二脉輕診浮大按之如無經云腎開竅於二陰用五味子散四服大便頓止後又傷食噯酸作瀉大便重墜朝用補中益氣湯夕用六君子湯加木香乾薑而瘥

一老年得子四肢痿軟而惡風寒見日則喜余令乳母日服加減八味丸三次十全大補湯一劑兼與其子年餘肢體漸

强至二週而能行

一小兒五歲禀父腿軟不便於行早喪天真年至十七畢姻後腿軟頭顫自覺開大喜其自謹寓居道舍遂朝服補中益氣湯夕用地黃丸料加五味子鹿茸煎服年餘而健

一小兒項軟服前二藥而愈畢姻後患解顱作渴發熱以二藥作大劑煎熟代茶恣飲兩月餘而渴熱減年餘而顱顖合又年餘而肢體强若非慎疾雖藥不起

星附膏　治項軟

天南星　附子各等分

右爲末用生薑自然汁調敷項間乾則潤之

六君子湯方見天釣

加減八味丸即六味丸加肉桂五味子方見腎臟

補中益氣湯方見虚羸

地黄丸方見腎臟

五味子散方見

五硬

五硬者仰頭取氣難以動摇氣壅作痛連於胸膈脚手心冷而硬此陽氣不營於四末也經曰脾主四肢又曰脾主諸陰今手足冷而硬者獨陰無陽也故難治若肚筋青急者木乘土位也急用六君炮薑肉桂柴胡升麻以復其真氣若係風邪當參驚風治之此症從肝脾二臟受病當補脾平肝仍參痙症急慢驚風門治之

小續命湯　治中風不省人事涎鳴反張失音厥冷

麻黄　人參　黄芩炒　川芎　芍藥

甘草炙　杏仁去皮尖炒　羗防己　官桂去皮各十兩

防風七錢五分　附子炮去皮臍二錢

每服一錢水煎服

六君子湯方見天釣

保嬰撮要卷之三終

保嬰撮要卷之四　薛氏醫按

吳郡薛鎧集　薛　己驗
江　都　吳中珩校

風熱風症

中風之症西北方有之東南氣溫腠理疎泄人患之者皆類中風也况小兒元氣未充皮毛不固易虚易實外邪乘之則壯熱抽掣氣粗涎涌甚至昏憒口噤卽似中風慎以續命等湯投之多至不救大人且無眞中况小兒乎凡有前症當辯其因若陽明經氣虚風邪所乘筋脉拘急者爲外因足厥陰肝火熾盛筋脉偏急者爲內因脾肺虚弱腠理不密外邪乘入或急驚風過服金石之劑耗損肝血或吐瀉後內忘津液不能養肝至口眼喎斜者皆肝血不足肝火生風之類中風之類症也

治驗藥方 散見各症

痙症

發痙之症因傷風汗出悞發汗或濕症汗多所致若項背強直腰背反張搖頭掣瘲噤口不語發熱腹痛病在足太陽也若面目赤色無汗惡寒牙關緊急肢體反張痰涎壅盛昏憒煩渴小便赤澀先譫語而發者名剛痙當發汗若大便滑泄不語不渴有汗而不惡寒先手足厥冷而發者名柔痙並以小續命湯加減主之剛痙去附子用麻黃柔痙用附子去麻黃若壯熱譫語口乾手足微寒大便滑泄此兼剛柔無汗用葛根湯有汗用桂枝加葛根湯若痰塞氣盛用南星半夏茯苓以消痰枳實陳皮紫蘇以順氣更審其熱輕者用敗毒散熱盛者用小柴胡湯壯熱有汗胸滿口噤咬牙便閉為內熱以大承氣湯下之後用大

柴胡湯解之過三日則難治此皆治六淫外傷元氣形病俱實之法也若小兒多因驚駭停食或乳母六淫七情飲食起居失宜所致更當審之兼治其母大要因驚目直呵欠項强頓悶屬肝經實熱用抑肝散咬牙呵欠手尋衣領屬肝經虛熱用地黃丸若肺金不能平木用異功散脾不能養肝用六君子湯水不能生木用地黃丸

治驗

一小兒感冒發熱咳嗽咬牙余以爲脾肺氣虛不信乃用解散之藥果項强口噤汗出不止手足並冷遂用五味異功散加柴胡木香治之漸愈但日晡微熱睡而露睛用補中益氣湯而痊

一小兒因驚發熱誤行表散出汗面白日晡發痓先兄謂脾

肺氣虚而肝膽邪盛以六君子加柴胡升麻治之乃發於寅卯時此肝邪自旺也用加味逍遥散一劑其熱頓退又用補中益氣湯六味地黄丸而愈

一小兒患瘰癧潰而發痙頓悶咬牙寒熱此屬肝經風熱先用柴胡梔子散一劑寒熱頓止次用四物參芪白术柴胡漸止又用補中益氣湯加芍藥茯苓而痊

一小兒頭患瘡潰而發痙或寒熱作渴或手足厥冷其脉洪大浮緩按之皆微細此元氣虚而邪氣實也用十全大補湯加柴胡山梔數劑諸症漸退而脉漸斂又十餘劑而愈

一小兒驚風服抱龍丸保生錠吐涎甚多又汗出發痙仍欲祛痰余曰此肝脾血虚而内生風耳吐痰不止脾肺氣虚不能攝涎也汗出發痙脾肺氣虚而亡陽也用六君子湯加炮

薑木香頓愈又用四君子加歸芪而安

一小兒傷風發熱服解散之藥汗出不止痓症悉具其脉洪大鼓指按之微細此汗多亡陽脾肺氣虛之症也用異功散加芎歸黃芪其汗頓止又用補中益氣湯而痊

一小兒停食腹痛發熱嘔吐服峻厲之劑更吐瀉汗多手足並冷發痓不止其脉浮洪按之如絲用六君子湯加升麻炮薑痓症頓已惟寒熱往來又用四君升麻柴胡而愈

少參王陽湖孫女年八歲發痓服降火消導之劑其脉浮洪寒熱如瘧余用四君子加升麻柴胡炮薑鈎藤鈎及補中益氣湯間服漸愈但脇下作痛去炮薑加木香肉桂而痊

一小兒因乳母大怒發熱脇痛亦患前症兼汗出作嘔先用小柴胡湯一劑子母俱服頓愈但日晡潮熱以異功散加升

麻柴胡治之並愈

一小兒因乳母發熱吐瀉一　小兒因乳母食厥昏憒同患前

症各治其母而子悉愈

桂枝加乾葛湯　治頭痛項背強几几汗出惡風者

桂枝　芍藥　甘草　葛根四錢

右每服二錢薑棗水煎

小柴胡湯治身熱惡寒風痓項強直急胸脇滿痛嘔噦煩渴寒熱往來或身面皆黃小便不利大便秘澀或驚過不解潮熱不除及差後勞復發熱疼痛如瘧發作有時 方見肝臟

加味小柴胡湯 即小柴胡加山梔牡丹皮

保生錠子　治慢驚尚有陽症

全蝎　白附子炮　殭蠶　牛胆南星　蟬蛻

琥珀　辰砂各一錢　麝香五分　防風一錢

右爲末糊㨶和捏成錠子金銀薄爲衣用薄荷湯磨服

大柴胡湯　治表裏熱大便秘澀胸滿脇痛

柴胡　枳實各二兩　半夏一兩五錢

赤芍藥一兩八錢　黃芩二兩　大黃二兩七錢五分

右生薑紅棗煎不拘時服

小續命湯方見五硬　抑肝散方見肝臟

地黃丸方見腎臟　敗毒散方見發熱

六君子湯　五味異功散二方見內釣

補中益氣湯方見虛羸　加味逍遙散方見內釣

柴胡梔子散方見發熱　四物湯方見急驚

十全大補湯八珍湯加黃芪肉桂即四君四物二湯合用

抱龍丸方見傷寒　四君子湯方見內釣

大承氣湯治剛痓胸滿內實口噤咬牙大熱發湯大便秘澀

大黃　芒硝各五錢　厚朴一兩　枳實

葛根湯治太陽病項強几几惡風無汗及惡寒剛痓

葛根四兩　麻黃二錢　桂一兩

右每服二錢水煎

夜啼

夜啼有二曰脾寒曰心熱也夜屬陰陰勝則脾臟之寒愈盛脾爲至陰喜溫而惡寒寒則腹中作痛故曲腰而啼其候面青白手腹俱冷不思乳食是也亦曰胎寒用鈎藤散若見燈愈啼者心熱也心屬火見燈則煩熱內生兩陽相搏故仰身而啼其候面赤手腹俱緩口中氣熱是也用導赤散若面色白黑睛少屬

腎氣不足至夜陰虛而啼也宜用六味丸若兼泄瀉不乳脾腎虛弱也用六神散若兼吐瀉少食脾胃虛寒也用六君炮木香大便不化食少腹脹脾氣虛弱也用異功散心血不足者秘旨安神丸木火相搏者柴胡梔子散肝血不足者地黃丸大抵此症或因吐瀉內亡津液或禀賦腎陰不足不能滋養肝木或乳母恚怒肝火侮金當用六君子湯補脾土以生肺金地黃丸壯腎水以滋肝木若乳母鬱悶而致者用加味歸脾湯乳母暴怒者加味小柴胡湯乳母心肝熱搏柴胡梔子散仍宜參客忤驚啼覽之

治驗

一小兒發熱夜啼乳食不進昏迷抽搐痰盛口噤此脾肺氣虛風木所乘痰食積於胸腹也先用大安丸後用六君鉤藤

鈎而痊

一小兒三歲面白夜啼小便青而數此肺腎虛弱朝用補中益氣湯加肉桂一分夕用地黃丸而愈大凡小兒面色青黑睛少或解顱足熱者出痘多在腎經預用地黃丸補腎氣多得無恙者

一小兒二歲夜啼面色赤黑睛色淡小便頻赤朝用補中益氣湯加山藥五味夕用地黃丸而愈

龍齒散　治拗哭肚痛驚熱

龍齒　蟬脫　鈎藤鈎　羌活　茯苓各等分

右為末每服一錢水煎服

碧雲散　治渾身壯熱夜啼

柏葉二分　南星　殭蠶　全蝎　鬱金　雄黃各錢

右爲末每服一字用薄荷湯入蜜調服

六神散　治腹痛面色青口中氣冷及四肢俱冷曲腰而啼或泄瀉不乳

人參　山藥　白术各五錢　甘草炒三錢　茯苓　扁豆炒各一兩

右爲末每服二錢薑二片棗水煎　一方有芍藥當歸人參各二錢五分甘草桔梗陳皮桂各一錢

愚按前症悉屬脾土虛寒元氣下陷本方更加柴胡升麻升提元氣而補脾土爲善

神綠散

全蝎去足翅不拘多少　青薄荷焙乾

右爲末每服半錢薄荷湯調下

無擇燈花散　治心燥夜啼

燈花三二顆

右研細用燈草煎湯調塗口中乳汁送下日三服一法用燈花塗乳上令兒吮之無燈花用燈草燒灰辰砂少許亦妙或用燈花七枚鵬砂一字辰砂少許蜜調塗唇上立安

安神散　治夜啼

蟬蛻四十九枚只用後半段截去前半段并去足翅

右為末分四服用鈎藤鈎湯調下

人參黃連散　治心經蘊熱夜啼

人參二錢五分　黃連一錢五分炒　炙甘草五分　竹葉二十片

右薑水煎服

太乙丹　治睡驚夜啼

桔梗一兩五錢　藿香葉五錢　川芎二錢五分　白芷三錢　白扁豆五錢炒

右爲末煉蜜丸櫻桃大辰砂麝香爲衣每服半丸薄荷湯下糞色青棗湯下夜啼燈心鈎藤湯下加白术茯苓白芍藥尤妙

地黃散　治身熱口乾咳嗽心煩

生地黃五錢　麥門冬去心七錢　杏仁泡去皮尖

款冬花　陳皮各三錢　甘草炙二錢半

右爲末每服二三錢水煎溫服

鈎藤散方見慢驚　導赤散方見心臟

地黃丸方見腎臟　六君子湯

五味異功散二方見內釣　秘旨安神丸方見發搐即十味安神丸

柴胡梔子散方見諸熱症即柴胡清肝散　加味歸脾湯方見內釣

小柴胡湯方見瘧症　大安丸即保和丸加白术方見內釣

補中益氣湯方見虛羸

悲哭

悲哭者肺之聲淚者肝之液也若六脈弦緊者先以溫湯浸其身取汗次以涼膈散之類清其內熱此張子和治法如此若因乳母怒火遺熱於肝肝火炎熾反侮肺金金木相擊故悲哭有聲者宜用六君柴胡山梔以補脾清肝用六味丸以壯水生木有因驚風過服祛風燥血之藥而致者有因吐瀉內亡津液而致者及稟父腎陰不足不能生肝者治各審之若小兒忽然大叫作聲者不治此稟腎陰不足虛火炎上故也用六味丸多有生者仍參覽夜啼客忤驚啼重舌口瘡天釣內釣等症

治驗

一小兒每忽哭白睛多每悲面色赤余謂稟賦腎虛火妄動

而然也用地黃丸半載後雖哭而面色不赤諸症皆愈

一週歲兒痰嗽哭不已用抱龍丸少止良久亦然余視其右腮潔白左腮青赤此肺肝二經相擊而作先用瀉白散祛肺邪次用柴胡梔子散平肝木後用地黃丸滋腎水而痊

一小兒瘈瘲啼叫額間青黑此驚風肝木乘脾腹中作痛也先用六君子湯加木香柴胡鈎藤鈎啼叫漸緩更加當歸又二劑而安

一小兒發熱夜啼乳食不進昏迷抽搐痰盛口噤脉紋如水字此脾肺氣虛風木所乘痰食積於胸腹也先用大安丸後用六君子加鈎藤鈎而痊

涼膈散方見瘡瘍　防風通聖散方見風痒

六君子湯方見內鈎　六味地黃丸方見腎臟

抱龍丸方見傷寒　瀉白散方見腑臟

柴胡梔子散方見發熱　大安丸即保和丸加白朮方見內傷

胎症

小兒胎症謂胎熱胎寒胎黃胎肥胎弱是也胎熱者初生旬日之間目閉色赤眼胞腫啼叫驚煩壯熱溺黃此在胎中受熱及膏粱內蘊宜用清胃散之類胎寒者初生百日內或手足攣屈或口噤不開此在胎母過食生冷或感寒氣宜用五味異功散之類胎黃者體目俱黃小便秘澀不乳啼叫或腹膨泄瀉此在胎母過食炙煿辛辣致生濕熱宜用生地黃湯之類熱盛者瀉黃散之類胎肥者肌肉稟厚遍身血色彌月後漸瘦五心煩熱大便不利口吻流涎此受母胃熱所致也乳母服大連翹飲兒用浴體法以疏通其腠理胎弱者面無精光肌體瘦薄身無血

色大便白水時時嘔氣目無精神亦宜用浴體法

消風散 治諸風上攻頭目昏眩項背拘急肢體煩疼肌肉蠕動耳若蟬鳴鼻塞多嚏皮膚頑麻瘙痒癮疹目澀昏困

白茯苓 芎藭 羌活 荊芥穗 防風 藿香葉 白殭蠶炒去絲嘴 蟬蛻微炒 甘草 厚朴去皮薑汁製 陳皮炒

右為末每服半錢茶清或薄荷湯調下荊芥湯亦可

生地黃湯 治姙娠食酒麵五辛積熱小兒生下遍體面目皆黃也乳母仍忌酒麵五辛等物

生地黃 芍藥 川芎 當歸各等分

右每服五錢水煎產婦服仍滴兒口數滴

大連翹飲 方見噤風撮口 瀉黃散 方見脾臟

清胃散 異功散 二方見內釣

浴體法方見發搐

解顱顖填顖陷

錢仲陽云小兒解顱或久不合者因腎氣有虧腦髓不足故兒多愁少喜目睛多白而身瘦蓋人之腦髓如木無根有數歲而成廢人者服錢氏地黃丸更用南星微炮爲末米醋調傅緋帛烘熱貼之其栢子仁散三辛散封顖散俱效夫腎主骨腎氣實則腦髓充而顖早合骨脉盛而齒早生腎氣怯則腦髓虛而顖不合此由父母精血不足宜用地黃丸補之若在乳下當兼補其母更以軟帛緊束其首使其易合皆虛火上衝當調補脾腎爲善顖填顖陷亦因所稟腎氣不足及乳哺失宜脾胃虧損所致夫脾主肌肉氣逆上衝而爲填脹元氣下陷而爲顖陷也並用補中益氣湯地黃丸及用狗頭骨炙黃爲末以雞子淸調敷

顖門亦有瀉痢氣血虚脾胃不能上充者亦用前法若手足並冷前湯加薑桂未應虚寒甚也急加附子緩則多致不救

治驗

一小兒顱解足軟兩膝漸大不能行履用六味地黄丸加鹿茸治之三月而起

一小兒十四歲解顱自覺頭大視物皆大畏日羞明此稟賦腎氣怯弱用六味丸加鹿茸及補中益氣湯加山藥山茱萸半載愈二載而顖合既婚之後仍覺顖門開解足心如炙喜其斷色慾薄滋味日服前藥二劑三載而愈後入房兩腿痿軟又教以服前丸守前戒而愈

一小兒年十四歲而近女色發熱吐痰至有室兩目羞明頭覺脹大仍不斷慾其頭漸大顖門忽開用地黄丸益氣湯之

類斷色慾年餘而愈

一小兒年十三歲患前症內熱晡熱形體倦怠食少作渴用六味丸加鹿茸補之不越月而痊

一小兒吐瀉發熱顖陷作渴用七味白朮散母子並服而愈

一小兒久病發熱其顖或陷或填手足或溫或冷余用補中益氣湯加蔓荊子炮薑治之而安

一小兒顖陷吐瀉手足並冷用白朮散加木香炮薑治之而愈後傷食腹痛手足復冷用六君炮薑治之更加昏憒口角流涎此脾胃虛寒之甚也急加附子遂愈

一小兒病後其顖或陷或填此脾胃虛熱也朝用補中益氣湯加蔓荊子炮薑木香治之而顖平但作瀉口乾用白朮散以生胃氣而愈

柏子仁散　治顖門不合

防風一兩五錢　柏子仁一兩

右爲末乳汁調塗顖門十日而合

三辛散　治腦角骨大顖門不合

細辛　桂心各五錢　乾薑一錢

右爲末乳汁調塗顖上乾時再塗

玉乳丹　治解顱

鍾乳粉如法製　熟地黃自法製杵膏　柏子仁研膏

當歸各半兩　防風　補骨脂各一錢

右各另爲末入二膏加煉蜜丸黍米大每服一二十丸煎茴香湯送下加黄芪茯苓亦可

封顖散方見發搐　地黃丸方見腎臓

濟生當歸散　方見黄疸

目內症

經曰目者五臟六腑之精榮衛魂魄之所常營也神氣之所常主也又曰諸脉者皆屬於目目得血而能視五臟六腑精氣皆上注於目而爲之精故白睛屬肺黑睛屬肝瞳人屬腎上下胞屬脾兩眥屬心而內眥又屬膀胱五臟五色各有所司心主赤赤甚心實熱也用導赤散赤微者心虚熱也用生犀散肝主青青甚者肝熱也用瀉青丸淡青者肝虚也用地黄丸脾主黄黄甚者脾熱也用瀉黄散淡黄者脾虚也用異功散目無睛光及白睛多黑睛少者肝腎俱不足也用地黄丸加鹿茸補之通明夜視罔見者因稟陽氣衰弱遇夜陰盛則陽愈衰故不能視也用冲和養胃湯凡赤脉翳物從上而下者屬足太陽經用東垣

選奇湯從下而上者屬足陽明經用局方流氣飲蓋翳膜者風熱內蘊也邪氣未定謂之熱翳而浮於外邪氣已定謂之水翳而沈於內邪氣既深謂之陷翳宜升發之退翳之藥佐之若上眼皮下出黑白翳者屬太陽寒水從外至內者屬少陽風熱從下至上綠色者屬足陽明及肺腎合病也痞眼者因肝火濕熱上衝脾氣有虧不能上升清氣故生白翳睫閉不開眵淚如糊久而膿流遂至損目用益氣聰明湯茯苓瀉濕湯及四味肥兒丸目閉不開者因乳食失節或過服寒凉之藥使陽氣下陷不能升舉故目不開用柴胡服生湯若胃氣虧損眼睫無力而不能開者用補中益氣湯暴赤腫痛者肝火熾盛也用龍膽瀉肝湯多淚羞明者肝心積熱也用生犀散亦有肝腎虛熱者用地黃丸風沿爛眼者膈有積熱也用清胃散時時作痒者膿潰生

蟲也用點藥紫蘇膏眼睫連劄者肝經風熱也用柴胡清肝散若生下日黃壯熱大小便秘結乳食不思面赤眼閉者皆由在胎時感母熱毒所致兒服瀉黃散母服地黃丸若乳母膏粱積熱致兒目黃者令母服瀉胃散若肢體面目爪甲皆黃小便如屋塵色者難治又有痘疹後餘毒未盡上侵於目者屬腎肝虛也用滋陰腎氣丸前症多宜審治其母兼調其兒厥有未盡悉詳原機啓微集中宜參者之

治驗

一女子年十四因恚怒先月經不行寒熱脇痛後兩目生翳青綠色從外至內余謂寒熱脇痛足厥陰之症也翳從外眥起足少陽之症也左關脉弦數按之而濇肝驚風熱兼血滯也遂以加味逍遙散加防風龍膽草四服而寒熱脇痛頓減

用六味丸月餘而翳消

一小兒十五歲兩目白翳腹膈遍身似疥非疥晡熱口乾形體骨立此肝疳之症也用六味肥兒丸而痊後陰莖作痒便澄白瘡疥益熾狀如大風用大蘆薈四味肥兒丸諸症愈又用大蕪荑湯而痊

一小兒白睛多吐痰發搐先用抑青丸四服而痰搐止後用地黃丸年許而黑睛多

一小兒白睛多三歲不能行語聲不暢兩足非熱則冷大便不實朝用補中益氣湯加五味子乾山藥以補脾肺夕用地黃丸加五味子牛膝鹿茸補肝腎不三月而痊

一小兒眼白腿軟兩足熱面似愁容服地黃丸兩月餘漸健服年餘白睛漸黑出痘無恙

一小兒雀盲眼劄服煮肝丸而目明服四味肥兒丸而目劄不

一小兒目無光芒視物不了了飲食少思大便不調服大蕪荑湯九味蘆薈丸而愈後飲食停滯妄用消導尅伐之劑目症仍作至晚尤甚用人參補胃湯漸愈又用五味異功散四味肥兒丸而痊

一小兒九歲素有肝火兩目生翳服蘆薈肥兒等丸隨愈至十四歲後遇用心過度飲食不節即夜視不明用補中益氣湯人參補胃湯四味肥兒丸而愈

一小兒眼胞微腫欬嗽惡心小便泔白余謂脾疳食積以五味異功散爲主佐以四味肥兒丸而愈後不節飲食夜視不明余曰此脾胃復傷須補養爲主不信乃服峻厲之劑後變風症竟不起

一小兒因發熱表散出汗眼赤發搐審其母素有肝火發熱以異功散加柴胡升麻子母並服消愈又用加味逍遥散其熱頓退繼用補中益氣湯六味地黄丸子母尋瘥

一小兒目赤作痛咬牙寒熱余謂肝經風熱用柴胡飲子一劑而赤痛止又用四物參芪白术柴胡而寒熱退又用補中益氣湯而飲食加

一小兒眼素白或青患眼赤作痛服降火之劑眼如血貫脉洪大或浮緩按之皆微細用十全大補湯加柴胡山梔數劑外症漸退而脉漸斂又數劑而愈

一小兒停食腹痛服巴豆之藥更加目赤作痛寒熱往來飲食少思手足並冷余用六君升麻炮薑諸症頓愈惟寒熱未已用四君柴胡升麻而安

一小兒眼赤痛服大黃之藥更加寒熱如瘧余謂脾胃復傷用四君升麻柴胡炮薑鈎藤鈎而寒熱愈又用補中益氣湯間服而目疾痊

一小兒因乳母恚怒患發熱等症兒患目痛兼作嘔吐先用小柴胡湯子母俱服頓安但兒哺熱仍嘔以異功散加升麻柴胡治之痊

一小兒生下目黃三日而赤黃一小兒旬日內目黃而漸至遍身此二者胎稟胃熱各用瀉黃散一服皆愈

一小兒旬日面目青黃此胃熱胎黃也用瀉黃散以乳調服少許即愈後復身黃吐舌仍用前散而安

一小兒患目黃如其乳母食鬱身黃所致以越鞠丸治母瀉黃散治子並愈

一小兒面青寒熱形氣瘦弱眼目生翳用九味蘆薈丸異功散目翳漸退乃以四味肥兒丸五味異功散而肌肉

一小兒眼每生翳皆因乳母恚怒而作用九味蘆薈丸柴胡梔子散母子服之並愈

一小兒乳哺失節服藥過劑腹脹少食大便不調兩眼生花服治眼之藥漸生浮翳余用異功散加當歸柴胡飲食漸進便利漸調少佐以九味蘆薈丸其眼漸明乃用人參補胃湯肥兒丸而痊

一小兒未週歲目內有翳余謂此稟母肝火所致詢其母果素多恚怒見患瘰癧目疾自乳其子余用地黃丸治之其母稍愈後彼無此藥其子遂瞽

一小兒十二歲傷寒咳嗽發熱服發散之藥目漸不明服降

火等藥飲食日少目漸生翳余謂中氣虛用人參補胃湯飲食漸進又用千金補肝丸及薰眼之法而痊

一女子十二歲目生白翳面黃浮腫口乾便泄用四味肥兒丸而痊

一小兒目羞明癮澀兩足發熱大便不實食少時咳仍欲治肝祛風余曰兩足發熱小便不調腎肝虛也大便不實食少時咳脾肺虛也朝用補中益氣湯夕用六味地黃丸元氣漸復乃佐以四味肥兒丸又月餘而痊

一小兒目痛恪服瀉火治肝之藥反加羞明癮澀睡中驚悸悲啼此肝經血虛火動傷肺也用五味異功散加山梔補脾肺清肺金用地黃丸滋腎水生肝血而安乃兼服四味肥兒丸而痊

一小兒目青發搐直視叫哭或用牛黃清心丸加咬牙[illegible]
小便自遺余謂肝經血氣虛甚也用補中益氣湯及六味地
黃丸而瘥

一小兒發搐目劄屬肝膽經風熱先用柴胡清肝散治其肝
後用地黃丸補其腎而愈

一小兒目痛兼痒因膏粱積熱仍口渴飲冷便秘先用瀉青
丸疏導肝火更用清胃散煎熟磨生犀角服之以解食毒又
用四味肥兒丸以治肝症而瘥

一小兒目疾久不愈用大蕪荑湯五劑蟾蜍丸數服又用四
味肥兒丸而愈

一小兒十四歲用功勞苦半載後自汗盜汗形體殊倦朝用
補中益氣湯加五味子蔓荊子夕用十全大補湯等愈[illegible]

後因唾痰頭運恪服清痰理氣之藥忽目不能開余用地黃丸十全大補湯三月餘而痊

吳江史萬湖之孫自乳兒時患目疾年二十目劄頭搖用金櫃腎氣丸愈而復作兩目生翳用聰明益氣湯并前丸既愈而復發形體消瘦脉數洪大用補中益氣湯及前丸而痊

一小兒因驚眼劄或搐先用加味小柴胡湯加蕪荑黃連以清肝熱又用地黃丸以滋腎生肝而痊

一小兒兩目連劄或色赤或時拭眉此肝經風熱欲作肝疳也用四味肥兒丸加龍膽草而痊

一小兒白睛多吐痰發搐用地黃丸爲主佐以柳青丸而搐止後用世傳方地黃丸而黑睛多

一女子十四歲兩目作痛或發痒或頭運或頭痛或兩脇作

痛或寒熱內熱口渴少食經候不調此肝脾二經氣血虛
有熱也用補中益氣湯柴胡清肝散而愈後左眉上結一核
加荳許漸大如栗腐而作痛此肝經火燥而血病也用加味
逍遙散月餘腐肉自脫乃用八珍湯及前藥而愈
一小兒十三歲目久痛漸生青綠翳後赤爛左關脉弦數用
九味蘆薈丸加味逍遙散而愈婚姻後復發用滋陰腎氣丸
主佐以加味逍遙散而痊
一小兒十五歲因大勞目赤作痛發熱作渴脉洪大而虛用
八珍湯加炒黑山梔一劑諸症頓退又用補中益氣湯而痊
後因夢遺目仍赤痛用六味地黃丸料加五味子二劑而痛
止又三十餘劑而復明
生犀散　治心經虛熱

生犀取末二錢　地骨皮　赤芍藥　柴胡　乾葛各一兩　甘草五錢

右每服二錢水煎

生熟地黃散　治眼初患之時因悞築到麼肝受驚風致目散赤痛痒

生地黃洗　熟地黃各一兩　麥門冬五錢　當歸　甘草炙

枳殼米泔水浸麵炒　防風　杏仁湯炮去皮尖用麵炒赤色　赤芍藥各二錢五分

右每服一錢黑豆七粒水煎

犀角飲　治脾火眼疼

犀角一兩　射干　草龍膽炒　黃芩炒各五錢　人參二兩

茯苓二錢五分　鉤藤鉤七錢五分　甘草三錢

右每服一錢水煎

牛黃丸　治肝受驚遂致患目

牛黃　白附子　肉桂　全蝎　芎藭　石膏各三錢五分

白芷　藿香各五錢　辰砂　麝香各少許

右各另爲末煉蜜丸桐子大每服三丸臨臥薄荷湯化下乳母亦忌熱物之類

世傳方地黃丸　治腎虚目睛多白

鹿茸五錢　澤瀉　茯苓　山茱萸

熟地黃　牡丹皮　牛膝各一兩

右爲末蜜丸桐子大每服二十丸鹽湯下

羅氏煮肝丸　治疳眼翳膜羞明大人雀目甚効

夜明砂　青蛤粉　穀精草各一兩

右爲末每服二錢以猪肝批開攤藥在內麻纏定米泔水半碗煮肝熟取出湯傾椀內薰眼候湯溫分肝三服嚼喫就用

肝湯下一日二服

龍膽飲子　治疳眼流膿生翳此濕熱病

青蛤粉五錢　羌活　草龍膽各三錢　炒黄芩二錢

蛇蛻五分　麻黄一錢五分　穀精草五分

右爲末每服二錢茶清調下

東垣人參補胃湯　治勞役飲食不節内障眼病神效

黄芪根　人參各一兩　炙甘草八錢

蔓荆子一錢　白芍藥炒　黄柏各三錢酒拌炒四次

右每服二三錢水煎稍熱服臨卧三五服

千金方　治雀盲

地膚子五兩　決明子一升

右爲末以米飲和丸每服二三十丸

世傳方　治雀盲

蒼术（四兩米泔浸切片四兩晒）

右為末豬肝二兩批開摻藥在内用麻繫定粟米一合水一碗砂罐内煮熟薰眼候溫臨卧每服三錢大效

聖惠方治雀盲不計時月用蒼术一兩為末每服一錢

本事方　治小兒赤熱腫眼

大黃　白礬（各等分）

右為末冷水調作餅子貼眼立效

東垣廣大重明湯　治兩瞼或兩眥赤爛熱腫疼痛及眼胞痒極抓之至破爛赤腫眼楞生瘡痂目多眵淚癮澀難開

草龍膽　防風　生甘草根　細辛苗葉（各一錢）

右水一碗半煎龍膽至七分入餘藥再煎至半碗熱洗日五

七次洗畢合眼須臾瘥

東垣助陽和血補氣湯　治發後熱壅白睛紅多眵淚癮澀此過服涼藥而眞氣不能通九竅也

防風七分　黃芪一錢　蔓荆子二分　白芷二分

升麻七分　甘草炙　柴胡　當歸身酒洗各

右

瀉古方　治眼赤暴發腫

防風　羌活　黃芩炒　黃連炒各等分

右每服一錢水煎服如大便秘加大黃二分痛甚加川歸地黃各二分煩躁不得臥加梔子仁三分

保命點眼藥除昏退翳截赤定痛

當歸　黃連各二錢　防風二錢五分　細辛五分　甘草一錢

右𣲖一大碗文武火熬滴水中不散爲度入熟物少許點服

千金補肝散　治目失明

青羊肝一具去膜薄切以新瓦炙乾　決明子一　蓼香一合熬令香

右爲末每服方寸匕日二服久而有驗

本事方　治太陽寒水陷翳膜遮睛

防風　白蒺藜各一兩　羌活一兩半　甘菊三兩

右爲末每服二錢入鹽少許百沸湯點服

保命羚羊角散　治冰翳久不去

羚羊角　升麻　細辛各等分　甘草減半

右爲末一半蜜丸桐子大每服五七十丸一半以水煎吞送

丸子燉發陷翳亦羚羊角散之類用之在人消息若陰虛有

熱者兼服神仙退雲丸

東垣補陽湯　治陽不勝其陰乃陰盛陽虛則九竅不通令青白翳見於大眥乃足太陽少陰經中鬱遏厥陰肝經之陽氣不得上通於目故青翳內阻也當於太陽少陰經中是九泉之下以益肝中陽氣衝天上行此乃先補其陽後於足太陰標中瀉足厥陰之火下伏於陽中內經曰陰盛陽虛則當先補其陽後瀉其陰每日空心服升陽湯臨臥服瀉陰丸須預期調養體氣和平天氣晴明服之補其陽使上升通於肝經之末利空竅於目矣

羌活　獨活　當歸身酒洗焙乾　甘草梢　熟地黃　人參

黃芪　白朮各一兩　澤瀉　橘紅各半兩　生地黃炒

白茯苓　知母炒黃色各三錢　柴胡二兩　防風　白芍藥各五錢

肉桂一錢

右每服五錢水煎空心服候藥力行盡方可飲食

東垣羌活退翳湯

柴胡　甘草　黄芪各三錢　羌活　黄連　五味子

升麻　當歸身各二錢　防風一錢五分　黄芩　黄柏酒浸

芍藥　草龍膽酒洗各五錢　石膏二錢五分

右分二服水煎入酒少許臨卧熱服忌言語

謙甫五秀重明丸　治眼翳膜遮睛隱澀昏花常服清利頭目

甘菊花五百箇　荆芥穗五百　木賊去節五百根　楮實五百枚

右爲末蜜丸桐子大每服五十丸白湯化下

沖和養胃湯　治内障初起視覺微昏空中有黑花神水變淡綠色次則視岐覩則成二神水變淡白色久則不覩神水變純白

柴胡七錢 人參 當歸 炙甘草 乾生薑 升麻
葛根 白朮 羌活各一兩 防風五錢 黃耆一兩五錢
白茯苓三錢 白芍藥六錢 五味子二錢
右每服二錢水煎

滋陰腎氣丸 治神水寬大漸散昏如霧露中行漸睹空中有黑花睹物二體久則光不收及內障神水淡白色者

熟地黃三兩 當歸尾 牡丹皮 五味子 乾山藥
柴胡各五錢 茯苓 澤瀉各二錢半 生地黃酒炒四兩
右為末蜜丸桐子大辰砂為衣每服十丸空心滚湯化下

瀉熱黃連湯 治內障有眵淚眊矂

黃芩 黃連 生地黃酒洗
柴胡各一兩 升麻五錢 龍膽草三錢

右每服一錢水煎午前服

柴胡復生湯　治紅赤羞明淚多眵少腦頂沈重睛珠痛應太陽眼睫無力常欲垂閉久視則酸疼翳陷下者

藁本　蔓荆子　川芎　羌活　獨活　白芷各二分半

白芍藥炒　炙甘草　薄荷　桔梗各四分　蒼朮

茯苓　黄芩炒各五分　柴胡六分　五味子十二粒杵

右每服二錢水煎食後服

黄連羊肝丸　治目中赤脉洪甚眵

黄連爲末　白羯羊肝一具

先以羊肝竹刀刮下如糊除去筋膜再擂細入黄連丸桐子大每服十丸茶清化下

茯苓燥濕湯　治小兒易饑而渴腹脹生瘡目痛生翳不開眵

淚如膿俗謂疳毒眼

白朮 人參 甘草炒 枳殼麩炒 茯苓 蔓荊子

薄荷各二分 蒼朮 前胡 獨活各三分 川芎 羌活各三分半

柴胡四分 澤瀉一分半

右每服二錢水煎

局方菊睛丸 治脾腎不足眼花昏暗

枸杞子 蓯蓉酒浸炒 巴戟去心各一兩 甘菊花四兩

右為末蜜丸桐子大每服十丸空心白湯化下

抑青丸方見驚啼 加味逍遙散方見內釣

大蕪荑湯方見疳症 九味蘆薈丸方見諸疳

異功散方見內釣 小柴胡湯方見痙症

柴胡梔子散方見發熱 蟾蜍丸方見諸疳

耳症八

耳者心腎之竅肝膽之經也心腎主內症精血不足肝膽主外症風熱有餘或聾聵或虛鳴者稟賦虛也或脹痛或膿氣客也稟賦不足宜用六味地黃丸肝經風熱宜用柴胡清肝散若因血燥用梔子清肝散未應佐以六味丸間服九味蘆薈丸若因腎肝疳熱朝用六味丸夕用蘆薈丸若因食積內熱用四味肥兒丸若因乳母膏粱積熱而致者宜加味清胃散脾經鬱結而致者加味歸脾湯肝經怒火而致者加味逍遙散皆令乳母服之兼與其兒少許不可專於治外不惟閉塞耳竅抑亦變生他症延留日久遂成終身之聵矣慎之

治驗

一小兒耳內出膿穢不可近連年不愈口渴足熱或面色微

黑余謂腎疳症也用六味地黃丸令母服加味逍遙散而愈後因別服伐肝之藥耳症復作寒熱面青小便頻數此肝火血燥也用柴胡梔子散以清肝六味地黃丸以滋腎遂痊

一小兒耳內出膿久不愈視其母兩臉青黃屬乳母鬱怒致之也遂朝用加味歸脾湯夕用加味逍遙散母子皆愈

一小兒十二歲素虛羸耳出膿水或痛或痒至十四稍加用心即發熱倦怠兩腿乏力八年矣用補中益氣湯及六味地黃丸稍愈畢姻後朝寒暮熱形氣倦怠兩足心熱氣喘唾痰仍用前二藥佐以六君子湯而愈因後不守禁忌惡寒發熱頭運唾痰余謂腎虛不能攝水而似痰清氣不能上升而頭運陽氣不能護守肌膚而寒熱遂用補中益氣湯加薑桂附子一錢四劑不應遂用人參一兩附子一錢二劑而應乃用

十全大補湯百餘劑而痊又因大勞入房喉痦痰涌兩腿不遂用地黃飲子頓愈仍用十全大補湯而安後又起居失宜朝寒暮熱四肢逆冷氣短痰盛兩寸脉短用十全大補湯加附子一錢數劑而愈乃去附子用人參三錢常服始安

一小兒耳中流膿項中結核眼目或劄或赤痛小便或痒或赤濇皆肝膽經風熱之症也用四味肥兒丸悉愈

一小兒因乳母恚怒兼經行之後多食炙煿兒遂耳內作痛出膿余先用加味小柴胡湯次用加味逍遥散令其母服之子母並愈

一小兒耳出穢水屬肝腎不足先用九味蘆薈丸而痊畢姻後面黃發熱多病又用黃柏知母等藥更胸膈痞滿飲食少思痰涎上壅又利氣化痰知噫氣下氣余用六君子補中益

氣二一湯乾薑木香等味治之尋愈

川氏紅玉散　治小兒聤耳

枯礬　麝香　乾胭脂各等分

右為末研勻先以綿杖子撚膿淨摻入少許

湯氏龍黃散　治如前

枯礬　龍骨　黃丹各半兩　麝香一錢

右製法同前

愚按前二方可以治腑症之輕者若係肝經風熱血燥等症必依前方論內服合宜之藥外用此以收膿濕亦無不可若專泥外攻而失內治謬矣

六味地黃丸方見腎臟　柴胡清肝散

梔子清肝散方見熱症　九味蘆薈丸

四味肥兒丸方見嘔吐

加味清胃散

加味歸脾湯

加味逍遥散方見内鈞

加味梔子散

加味小柴胡湯

六君子湯

四君子湯二方見内鈞

地黄丸方見腎臟

七味白术散方見積滯

補中益氣湯方見虚羸

二陳湯方見寒吐

鼻塞鼻衄丸

巢氏云鼻乃肺之竅皮毛腠理乃肺之主此因風邪客於肺而鼻塞不利者宜用消風散或用葱白七莖入油膩粉少許擂爛絹帛上掌中護溫貼顖門因驚仆氣散血無所羈而鼻衄者用異功散加柴胡山梔左臉青而兼赤者先用柴胡清肝散後用地黄丸右臉赤乃肺大腸實熱也用瀉白散鼻色赤乃脾胃實

熱也用瀉黃散微赤乃脾經虛熱也用異功散加升麻柴胡色深黃用濟生犀角地黃湯後用楊氏地黃丸淡白色用六君子湯頰間色赤用四物湯加山梔赤甚用五淋散小便赤色用六味丸補中益氣湯唇色白用六君子湯久不愈用麥門冬飲子若初病元氣未虧乳食如常發熱壯熱二便秘結作渴飲冰臥不露睛者悉屬形病俱實當治邪氣若病久元氣以虧食少發熱口乾飲湯嘔吐泄瀉肢體畏寒臥而露睛者悉屬形病俱虛當補正氣為要

治驗

一小兒咳嗽惡心鼻塞流涕右腮青白此乃脾肺氣虛而外邪所乘也先用惺惺散咳嗽頓愈但飲食不思手足指冷用六君子少加升麻一劑而痊

一小兒潮熱鼻衄煩渴便秘氣促咳嗽右腮色赤此肺與大腸有熱也用柴胡飲子一服諸症頓退後因驚復作微搐頓悶此肝脾氣血虛也用四君子加芎歸鈎藤鈎而愈

一小兒遍身生疥窔鼻出血因肝脾有熱用四味肥兒丸而愈後食炙煿鼻血復出瘡疥復發先用清胃散二劑又用四味肥兒丸月餘而痊

一小兒鼻衄滯頤作渴時汗乃胃經實熱也先用瀉黃散二服而滯頤止又用四味肥兒丸數服而鼻血愈後鼻不時作痒發渴便血用聖濟犀角地黃湯四劑母子並服別令兒更服四味肥兒丸月餘而愈

一小兒鼻衄發熱作渴右顋色青余謂肝火乘脾先用加味逍遥散子母並服熱渴漸止另用五味異功散少加柴胡升

麻與子服之而愈

一小兒鼻衄服止血之劑反見便血右腮色黃或赤此脾氣虛熱不能統血也用補中益氣湯又用五味異功散加柴胡升麻而愈

一小兒鼻衄久不愈四肢倦怠飲食少思惡風寒此脾肺虛也先用五味異功散而鼻血止又用補中益氣湯而不畏風寒繼用四君少加柴胡升麻而全愈

一小兒鼻衄兩頰赤余謂稟賦腎氣不足虛火上炎也不信別服清熱涼血之藥病益甚余用地黃丸果效畢姻後虛症悉至用八珍湯地黃丸料尋愈

一小兒鼻衄作渴喘嗽面赤此心火刑肺金也用人參平肺散及地黃丸料加五味子麥門冬煎服而痊

楊氏地黃散　治榮中有熱肺壅鼻衄

生地黃　赤芍藥　當歸身　川芎各等分

右每服二三錢水煎熟入蒲黃少許春夏衄入地黃汁蒲黃各少許秋冬衄用車前草汁少許

麥門冬飲子　治吐血久不愈者

五味子十粒　麥門冬去心　黃芪各一錢

當歸身　人參　生地黃各五分

右水煎服

補中益氣湯方見虛羸　清胃散

異功散二方見內釣五味異功散　人參平肺散方見咳嗽

柴胡清肝散方見熱症　瀉白散方見肺臟

瀉黃散方見脾臟　犀角地黃湯自聖濟犀角地黃湯方見便血臟血

五淋散 方見五淋　　四君子湯 方見內釣

八珍湯 即四君四物二湯合服也四君見天釣四物見急驚

四物湯 方見急驚　　惺惺散

柴胡飲子 二方見熱症　　四味肥兒丸 方見嘔吐

加味逍遙散 方見內釣　　六味地黃丸 方見腎藏

龜胸龜背

仲陽曰：龜胸者，肺熱脹滿，攻於胸膈，或乳母多食五辛，及兒食宿乳而成，當用龜胸丸或松蕋丹、百合丹之類治之。龜背者，令兒早坐，因客風吹脊，入於骨髓所致，以龜尿點背間骨節。取龜尿之法，當置龜於荷葉上，候龜眼四顧，急用鏡照之，其尿自出。又法當灸肺俞穴在第三椎骨下兩傍各開一寸五分、心俞穴在第五椎骨下兩傍各開一寸五分、膈俞穴在第七椎骨下兩傍各開一寸五分，用艾如小荳大，灸二一五壯。此多因小兒元氣未充，腠理不密，風邪所乘

或痰飲蘊結風熱交攻而致法當調補脾肺爲主而以清熱消痰佐之若因乳母膏粱厚味者當以清胃散治其母子亦服少許

龜胸丸

大黄煨一錢　天門冬去心焙　百合　杏仁麩炒　木通

枳殼麩炒　桑白皮蜜炒　甜葶藶炒　朴硝各半兩

右爲末煉蜜丸芡實大每服一丸溫水食後化下

枳殼防風丸

枳殼麩炒　防風　獨活　大黄煨

前胡　當歸酒洗　麻黄去節各一錢

右爲末麪糊丸黍米大每服十丸食後米湯下

松蕊丹　治龜背

花松　枳殼　防風　獨活各一兩

麻黄　大黄　前胡　桂心各半兩

右爲末蜜丸黍米大每服數丸粥飲下量兒加減新增

百合丸　治龜胸背

百合一兩　木通　朴硝　桑白皮蜜炙

杏仁去皮尖炒雙仁不用　大黄煨　天門冬各半兩

右爲末煉蜜丸菉荳大每服十丸食前溫酒化下

保嬰撮要卷之五　　薛氏醫按

吳郡薛鎧集　薛　己驗

江　都　吳中珩校

鶴膝行遲

錢仲陽云：鶴膝者，乃禀受腎虛，血氣不充，致肌肉瘦薄，骨節呈露，如鶴之膝也。行遲者，亦因禀受肝腎氣虛。肝主筋，腎主骨，肝藏血，腎藏精。血不足則筋不榮，精不足則骨不立，故不能行也。鶴膝用六味地黃丸加鹿茸，以補其血氣，血氣既充，則其肌肉自生。行遲用地黃丸加牛膝、五加皮、鹿茸，以補其精血，精血既足，則其筋骨自堅。凡此皆肝腎之虛也。虛而熱者，用六味地黃丸；虛而寒者，用八味丸。若手拳攣者，用薏苡仁丸；足拳攣者，用海桐皮散。脾胃虧損，腎臟虛弱，寒邪所乘而膝漸腫者，佐以補

中益氣湯及大防風湯

治驗

一小兒體瘦腿細不能行齒不堅髮不茂屬足三陰經虛也用六味丸補中益氣湯服年餘諸症悉愈

一小兒六歲面色㿠白眼白睛多久患下痢忽聲音不亮腿足無力先用四神丸止其痢後用地黃丸加牛膝五加皮鹿茸補其腎兩月餘漸能行半載後其聲響亮後停食另用消食丸連瀉五七次去後益頻五更侵晨爲甚聲音復瘖步履復難而腿足作痛仍服前丸兼補中益氣湯而愈

一小兒七歲左腿自膝下至脛細小行步無力用地黃丸加鹿茸五味子牛膝爲主佐以補中益氣湯半載腿膝漸強而能步畢姻後其腿內熱足心如炙唾痰口渴余謂當補脾腎

不信另用滋陰丸痰熱益甚服四物黄栢知母之類飲食日少服二陳青皮枳殼之類胸滿吐血服犀角地黄湯唾血不時大便頻數復請視仍泥實火余辭不能治恪服犀角地黄湯而唾血益甚不時發熱後復懇治余曰兩足心熱唾痰口乾腎虚水泛也飲食少思胸膈痞滿唾血不止脾虚失攝也晝發夜伏夜作晝止不時而熱無根虚火也遂用四君子及八珍湯地黄丸間服而愈

四神丸治脾虚胃弱大便不實飲食不思或泄利腹痛等症方見驚瀉

薏苡仁丸治稟受肝氣怯弱致兩膝攣縮兩手伸展無力

當歸焙　秦艽　薏苡仁　酸棗仁　防巳　羌活各一兩

右爲末煉蜜丸鷄豆大每服一丸麝香荆芥湯下

海桐皮散治稟受腎氣不足血氣未榮脚趾拳縮不能伸展

海桐皮　牡丹皮　當歸酒浸　熟地黃
牛膝酒浸各一兩　山茱萸　補骨脂各五錢
右爲末每服一錢葱白煎湯食前服
五加皮散治四五歲不能行
真五加皮　川牛膝酒浸二日　木瓜乾各等分
右爲末每服二錢空心米湯調下一日二服服後再用好酒半盞與兒飲之仍量兒大小
益氣養榮湯治氣血損傷四肢頸項等處患腫不問軟硬赤白痛否日晡發熱或潰而不斂者並宜服之
人參　茯苓　陳皮　貝母　香附　當歸酒拌　川芎
黃芪鹽水拌炒　熟地黃酒拌　芍藥炒各五分　甘草炙　桔梗炒
柴胡各三分　白术炒一錢

右薑水煎服大人倍用

八珍湯即四君四物二湯四物見急驚四君見內釣　四神丸方見驚瀉

六味丸　八味丸即六味丸加肉桂用十二方見腎虛證

消食丸方見嘔吐乳　補中益氣湯方見虛羸

大防風湯方見鶴膝癰　四君子湯方見內釣

齒遲

經云齒者腎之標骨之餘也小兒稟受腎氣不足腎主骨髓虛則髓脉不充腎氣不能上營故齒遲也用地黃丸主之

治驗

一小兒三歲言步未能齒髮尤少體瘦艱立發熱作渴服肥兒丸不應余曰此腎虛疳症也蓋肥兒丸脾胃經之藥久服則腎益虛其疳益甚不信牙髮漸落余用地黃丸加鹿茸五

味子半載而元氣壯實

一小兒體瘦腿細行步艱辛齒不堅固髮稀短少用六味地黄丸補中益氣湯年餘諸症悉愈形體壯實

芎藭散治齒生遲或齒嚼物少力

芎藭　生地黄　山藥　當歸　芍藥炒　甘草各等分

右各另爲末每服二錢白湯調

地黄丸方見腎臟　補中益氣湯方見虛羸

咬牙

夫齒屬足少陰腎經牙牀屬手足陽明經小兒睡寐不寧咬牙其所致之經不同或本於心經之熱或本於肝經之熱或本於脾肺腎經之熱若發熱飲水叫哭而搐者心經實熱也睡困驚悸合面而卧者心經虛熱也面青目劄呵欠項强煩悶者肝經

實熱也手尋衣領及亂捻物者肝經虛熱也發搐咬牙面赤肝經風熱也煩悶喘促見於申酉時者肺經熱也胸滿氣急喘嗽上氣肺感風寒也見於亥子丑時者腎經熱也眼目睛動及無睛光或解顱下竄胎禀腎虛也飲水口中氣熱胃經實熱也飲湯口中氣冷胃經虛熱也發搐呵欠面黃脾虛發驚也心經實熱用瀉心湯虛熱用導赤散肝經實熱先用柴胡清肝散治肝火後用六味丸生肝血肝經風熱亦用前藥虛熱則用六味丸肺經實熱用瀉白散虛熱用保肺湯腎經實熱用六味丸減茱萸二兩以生地易熟地虛用地黃丸胃經實熱用瀉黃散虛用異功散脾虛發驚用五味異功散若乳母多食膏粱厚味致兒咬牙者用清胃散

治驗

一小兒七歲素喜食甘味兩手發熱夜睡咬牙用瀉黃散而愈後不守戒仍作用大黃等藥前症益甚更滯頤弄舌手足冷余謂此脾胃復傷而虛甚也用六君子加柴胡升麻治之漸愈又用五味異功散加柴胡升麻而痊

一小兒面素痿黃或時變青飲食過多睡而咬牙服剋伐之劑口舌生瘡大便泄青發搐痰盛唇青手冷用六君加木香柴胡升麻數劑而安但飲食後腹膨作噯用四君子湯爲細末不時煨薑湯調服少許月餘而痊

一小兒十五歲盜汗面赤睡中咬牙自服清胃散前症益甚更遺精晡熱口乾倦怠余用六味地黃丸補中益氣湯而痊

一小兒十四歲素食膏粱炙煿睡中咬牙此脾胃積熱先用清胃散及二陳黃連山查犀角各數劑間服補中益氣湯而愈

一女子十四歲發熱作渴月經先期睡中咬牙此肝脾二經虛熱也用加味逍遥散而安後因怒前症俱作用柴胡梔子散而瘥

一小兒夜間咬牙或盜汗或便血審其母懷抱鬱結又兼便血用加味歸脾湯加味逍遥散與母兼服其子亦愈

一小兒因母食膏粱醇酒睡中咬牙或時鼻衄右腮鼻準色赤先用加味清胃散加味逍遥散與母服兒亦愈

一小兒病後不語睡中咬牙驚悸飲水困倦少食用化痰鎮驚等藥益甚余謂屬心脾腎陰虛用六味地黄丸爲主佐以五味異功散秘旨安神丸諸症頓愈

一小兒感冒風邪咳嗽喘逆不時咬牙右顋色赤此肺經客熱用潔古黄芪湯一劑而痊後因停食腹脹咳嗽鼻塞咬牙

用六君子湯加桔梗桑皮杏仁一劑而愈

一小兒咬牙審知因母大怒先用小柴胡湯加山梔牡丹皮治之母子並愈

潔古黃芪湯

人參　黃芪　茯苓　白朮　芍藥各一錢

乾薑　陳皮　藿香各五分

右水煎服

保肺湯方見傷風咳嗽　柴胡梔子散

柴胡清肝散二方見發熱　補中益氣湯方見虛羸

小柴胡湯方見痙症　二陳湯方見寒吐

瀉黃散方見脾臟　瀉心湯

導赤散　秘旨安神丸三方見心臟

瀉白散方見肺臟　地黃丸方見腎臟

六君子湯　歸脾湯

四君子湯　加味逍遥散

清胃散　異功散六方見內釣

語遲

錢氏云心之聲爲言小兒四五歲不能言者由妊母卒有驚動邪乘兒心致心氣不足故不能言也有稟父腎氣不足而言遲者有乳母五火遺熱閉塞氣道者有病後津液內亡會厭乾涸者亦有脾胃虚弱清氣不升而言遲者心氣不足用菖蒲丸腎氣不足用羚羊角丸閉塞氣道用加味逍遥散津液內亡用七味白术散脾胃虚弱用補中益氣湯

治驗

一小兒言遲泄瀉聲音不亮雜用分利清熱等劑喉音如瘂飲食少思朝用地黃丸加五味子夕用補中益氣湯其瀉漸止遂專服前丸兩月喉音漸響

一小兒白睛多瀉後喉瘖口渴兼吐大便不實朝夕服地黃丸而痊後患瀉喉復瘖仍服前丸而愈此皆禀賦腎氣不足故用是藥

一小兒五歲不能言咸以為廢人矣但其形色悉屬肺腎不足遂用六味地黃丸加五味子鹿茸及補中益氣湯加五味子兩月餘形氣漸健將半載能發一二言至年許始音聲如常

菖蒲丸　治心虛語遲

石菖蒲　丹參各一錢　赤石脂三錢　人參半兩　天門冬去心焙一錢

右為末煉蜜丸麻子大食後溫水服二三十丸

羚羊角丸治行遲

羚羊角鎊　虎脛骨醋炙　生地黄焙　酸棗仁

白茯苓各五錢　肉桂　防風　當歸　黄芪各二錢半

右爲末煉蜜成劑每服一皂子大白湯化下

七味白术散方見腹痛　補中益氣湯方見虚羸

六味地黄丸方見腎臟　加味逍遥散方見内釣

瘖

經云舌者音聲之機也喉者音聲之關也小兒卒然無音者乃寒氣客于會厭則厭不能發發不能下致其門闔不致故無音也若咽喉音聲如故而舌不能轉運言語則爲舌瘖此乃風冷之邪客於脾之絡或中於舌下廉泉穴所致也蓋舌乃心之苗心發聲爲言風邪阻塞其經絡故舌不能轉運也若舌本不能轉

運言語而喉中聲嘶者則爲喉瘖此亦爲風冷所客使氣道不通故聲不得發而喉無音也然或風痰阻塞或因心驚氣虛或因脾之脉絡受風或因風痰滯於脾之絡或因脾氣不足或胃中清氣不升皆足以致瘖大抵此症亦有稟父腎氣不足不能言者有乳母五志之火遺兒熏閉清道不能言者或兒病津液耗損會厭乾澀不能言者或腎氣不充虛火上炎傷肺不能言者有驚風中風不能言者若遺熱與津液耗者用七味白术散清氣不升者用補中益氣湯稟腎不足與虛火傷肺者用六味地黄丸若仰首咳嗽肢體羸瘦目白睛多或兼解顱呵欠咬牙等症悉属腎虛非　地黄丸不能救也

治驗

一小兒面色目睛多白兩足胻常熱所患之症悉属腎虛畢

姻後啞痰口乾頭運久瀉忽然失音先君云此亦腎虛也用補中益氣湯八味四神二丸補之尋愈

一小兒亦面色目睛多白大便頻泄侵晨作瀉肌體骨立食少啞痰先君謂腎氣不足之故不信後加頭運聲瘖足脛逆冷復請治仍欲祛痰又云頭運聲瘖中氣不能上升也足脛逆冷陽氣不能充達也遂用補中益氣湯及四神八味二丸以補命門之火而愈

一小兒患泄瀉聲音不亮雖用清熱等劑聲音如瘂飲食少思去後多在侵晨朝用地黃丸加五味子夕用補中益氣湯其泄頓止却專服前丸不兩月聲亮而愈

一小兒目睛白多黑少吐瀉後喉瘖口渴大便不實朝夕悉服地黃丸而痊後患瀉其喉復瘖仍服前丸遂愈

一小兒十一歲形羸骨立面皎口乾白睛多而黑睛少不能頓言用六味地黃丸補中益氣湯其形漸充年餘而能言

一小兒解顱不言其形屬腎虚而兼痳症先用六味地黃丸以補腎水又用補中益氣湯以補肺金半載漸愈年餘痳病痊而能言

一小兒喉音不亮至十九歲咽仍不響面色赤白睛多畏明畢姻後頭覺脹視物皆大作渴飲冷亦用前二藥喜其遠幃幙戒厚味二年諸症悉愈其聲響亮

世傳通關散治驚風愈後聲病不能言者以大南星一個炮爲末每服二分猪膽汁調下便能言語

治要茯苓補心湯治心氣不足善悲愁怒衄血面黃五心煩熱或咽喉痛舌本作强

茯苓四錢 桂心 甘草炒各三分 紫石英煅
人參各一錢 大棗二枚 麥門冬去心一錢
右水煎服

導痰湯

半夏 南星 茯苓 陳皮炒 枳實炒 甘草炒
右薑水煎服

防風散 治脾臟中風多汗惡風身體怠惰四肢不能動色微黄不嗜食舌强語澁口眼喎斜或肌膚不仁腹膨心煩翕翕發熱神思如醉其脉浮緩胷滿痰涎志意昏濁

獨活一錢五分 防風 茯神去木 人參 附子炮去皮臍 前胡
沙參 半夏湯洗七次 黄芪炒 旋覆花 羚羊角鎊 甘草
右水煎服

半夏湯

半夏　桂枝　甘草各等分

右水煎細細呷之

雞頭丸治小兒諸病後不能語

雄雞頭一個炙　鳴蟬三個炙焦　大黃錦紋者濕紙裹煨　甘草炙一兩

木通　人參各半兩　當歸　黃芪　川芎

遠志去心薑汁製焙炒　麥門冬去心焙各三分

右為末煉蜜丸小豆大平旦米飲下五丸日三服兒大者加之久服取効

射干湯治夏秋暴寒喘咳喉啞失聲喉中如梗

半夏五錢湯泡　生薑四錢泡　杏仁三錢去雙仁皮尖　射干　甘草炙

紫菀　肉桂　枳實炒　當歸　橘皮　獨活　麻黃去節泡各二錢

右每二三錢水煎服

菖蒲丸方見語遲　錢氏全蝎散方見偏風噤

地黃丸方見腎臟　七味白朮散方見積痛

補中益氣湯方見虛　二陳湯方見吐嗽

滯頤

小兒滯頤者涎流出而漬於頤間也脾之液爲涎由脾胃虛寒不能收攝耳治用六君子湯加木香丸作渴飲冷者屬實熱宜瀉胃火作渴飲湯者屬虛熱宜補中氣若脾經實熱而廉泉不能約制者用牛黃清心丸脾經虛熱而廉泉不能統攝者用六君子加木香胃經實熱而蟲動津液流出者用瀉黃散虛熱用五味異功散大便秘結用清涼飲中氣下陷用補中益氣湯食積內熱用大安丸仍參口瘡顖腫條互覽之

治驗

一小兒滯頤面色痿黃余謂當調補中氣不信用清熱之劑更加弄舌乃用五味異功散漸愈後因停乳吐瀉復作先用大安丸消其宿乳次用五味異功散補其中氣而痊

一小兒滯頤面色赤手指熱用瀉黃散一服而愈後因乳母飲酒其子復患前症用東垣清胃散加乾葛神麴麥芽母子並服而愈

一小兒停食腹痛用疎導之藥痛止左項筋動口角涎流面色痿黃腹脹後溏先用六君柴胡升麻山梔四劑次用異功散加升麻而痊

一小兒停食腹痛服峻利之藥吐瀉自汗厥冷滯頤用六君升麻柴胡而愈

一小兒十一歲滯頤兼咳氣下氣時常停食服消導[illegible]劑大便不實小腹重墜此脾氣下陷也用六君子加升麻[illegible]食漸進大便漸實又用四神丸而愈

一小兒滯頤面色白或鱉腹痛手足時冷脈微細此肺腎虛寒也宜先培其脾土用溫胃散二服腹痛頓止又六君子湯諸症並愈後停食挾驚吐瀉發搐滯頤腹痛復作用六君加柴胡鈎藤鈎四劑而痊

一小兒吐舌流涎余謂心脾有熱用導赤瀉黃二散而愈後自服清熱化痰等藥更加弄舌余用異功散加鈎藤鈎而安又用六君子湯而愈

一小兒滯頤面色白或赤目劄咬牙此稟肝腎氣不足內熱而生虛風也用地黃丸以滋腎水異功散以補脾土而安

一小兒滯頤面青手按其腹則叫痛此夾食與驚也用異功散加枳實升麻二劑而愈後又傷食吐瀉滯頤發搐面色青黃此脾虛而肝木乘之也用異功散加升麻柴胡鈎藤鈎而愈

溫胃散　治脾冷涎多流滯於頤

丁香一兩　人參　半夏　肉豆蔻　白朮　乾薑　甘草各半兩

右為末每服一錢薑水煎

愚按此方治脾胃虛寒涎流不止或嘔吐腹痛之良劑也脾氣稍溫但服五味異功散

六君子湯　錢氏異功散

四君子湯　清胃散四方見內釣

四順清涼飲　補中益氣湯

大安丸保和丸加白朮　二方見虛羸　瀉黃散方見脾臟

牛黃清心丸方見急驚　四神丸方見驚瀉

導赤散方見心臟

腹痛

小兒腹痛，口中氣冷，不思飲食，脾土虛寒也，用調中丸主之；口中氣溫，大便酸臭，積痛也，用下積丸治之；面赤壯熱，或手足並熱，實熱也，用瀉黃散瀉之；面黃微熱，或手足並溫，虛熱也，用異功散補之；若作渴飲湯，胃氣虛熱也，用白朮散；若痛連兩脇，肝木乘脾也，用四君子湯加柴胡、芍藥；若腹痛重墜，脾氣下陷也，用補中益氣湯加升麻；若手足指冷，或吃逆泄瀉，寒水侮土也，用六君、炮薑、肉桂，不效，急加附子；若服尅滯之藥，致腹作痛，按之不痛，脾氣復傷也，用五味異功散。中脘痛者屬脾，少腹痛者屬腎，按之痛者爲積滯，不痛者爲裏虛，積滯者消之，裏虛者補之。

治驗

一小兒停食腹痛發熱面赤或用養胃湯枳殼黃連山查反加腹脹午後發熱按其腹不痛此脾虛而克伐傷之也用六君子湯數劑而痊

一小兒七歲發熱驚悸用化痰藥反抽搐惡寒吐痰喘嗽腹痛少食用抱龍丸大便似痢寒熱往來殊類風症余以為脾氣復損用四君子湯少加升麻柴胡治之月餘而愈

一小兒肚腹膨痛食後即瀉手足逆冷此脾氣虛寒也先用人參理中丸後用六君子湯而愈

一小兒九歲常患腹痛至冬月因食生冷之物其腹仍痛服理中丸之類輒效至十六歲秋初畢姻後腹痛又作唇面黯瓜甲青余先君用八味丸補火隨愈服四兩許痛不再作至

二十歲外痛復作服前丸不應乃服附子理中湯而

八味丸而安

一小兒腹痛吐舌流涎作渴飲冷便秘用清涼飲下之頓安

余謂小兒元氣易虛易實病勢稍安不必再藥不信自用三

黃一服果吐瀉發搐余用白朮散加釣藤鉤補脾平肝而愈

四七氣湯治七氣所傷痰涎結聚心腹作痛不能飲食

半夏製五兩　人參　辣桂去皮各一兩　甘草半兩

右每服三錢薑棗水煎

指迷七氣湯治七情相干陰陽不升降氣道壅滯攻衝作痛

青皮　陳皮　桔梗　蓬朮　辣桂　益智仁各一兩

香附子一兩半　甘草炙三分　半夏製三分

右每服三錢薑棗水煎

異功散治小兒諸般瘛瘲症角弓反張胸高臍凸以透明沒藥爲末薑湯調下方見大釣即錢氏異功散

桔梗枳殼湯治氣壅痞結腹脇疼痛

枳殼炒　桔梗各二兩　甘草炙半兩

右每服二三錢薑水煎

七味白朮散治積痛和胃氣生津液方見積痛

愚按前方若脾胃氣虛作渴飲湯或因吐瀉津液虧損煩渴引飲或脾胃虛弱腹脹瀉渴弄舌流涎手足指冷並宜服之以溫補脾氣化生津液方見積痛

六君子湯治脾胃氣虛吐瀉不食肌肉消瘦或肺金虛痰嗽喘促惡寒或肝虛驚搐眩運自汗諸症並宜服此以滋化源方見內釣

瀉黃散方見脾臟　四君子湯方見內釣

補中益氣湯方見虛寒　八味丸方見腎臟

附子理中湯　人參理中丸二方見冷瀉即理中湯

益黃散方見脾臟　調中丸方見脾胃虛冷

腹脹

東垣云寒脹多熱脹少皆主於脾胃虛者宜用六君子湯若喘而氣短者脾肺氣虛也用異功散補之若服尅伐之類而喘脹益甚者脾肺之氣復傷也用前湯加半夏升麻若既下而不喘則邪氣去而肺氣寧也不必用藥或病久小便不利或四肢浮腫者脾肺之氣虛不能通調水道也用金匱加減腎氣丸主之或手足逆冷睡而露睛脾胃虛寒也用六君子加炮薑若足不冷睡而露睛脾胃虛弱也用六君子湯若面色青木尅土也用六君木香柴胡更當調治乳母節其飲食恐藥餌過劑復傷胃

氣故也

治驗

一小兒腹脹面赤痰喘大便秘壯氣飲冷此形病俱實用紫霜丸一服諸症益甚面色頓白飲湯不絕余以爲邪氣退而眞氣復傷故面白而喜湯用白朮散大劑煎湯令恣飲良久而睡翌日頓安

一小兒傷食腹脹胸滿有痰余治以異功散而痊後復傷食腹脹兼痛或用藥下之痛脹益甚而加氣喘此脾胃傷而致肺虛也用六君子加桔梗調補而痊

一小兒腹脹惡食發熱惡心症類外感余曰此飲食停滯也用保和丸一服諸症頓退惟腹脹用異功散而痊

一小兒傷食腹脹服克伐之劑小便澁滯又服五苓散之類

飲食漸減小便不通四肢頓腫余朝用金匱腎氣丸去附夕用補中益氣湯而安

一小兒傷風咳嗽痰涌用六君桔梗桑皮杏仁而愈復飲食停滯作瀉腹脹仍用六君山查厚朴而安後停食作嘔或用藥下之更加咳嗽余謂此屬脾肺俱虛欲行調補彼以爲緩乃發表剋滯前症益甚更加搖頭余用天麻散倍加鈎藤鈎及異功散尋愈

一小兒五歲食粽後咬牙欲吐頃間腹脹昏憒鼻靑黃赤此脾土傷而食厥也令用雞翎探吐出酸物頓醒節其飲食勿藥而愈

一小兒胸腹脹發熱頓悶以手按腹即哭此飲食停滯也先用保和丸一服前症即愈更加煩渴按其腹不哭此宿食去

而脾胃復傷也用五味異功散加柴胡治之頓瘳

一小兒腹脹大便青白腹左一塊面色痿黃齒齦赤爛食少滯頤余用異功散調補中氣為主佐以大蕪荑湯清疳治熱月餘諸症稍愈仍服異功散及蚵蟆丸外貼阿魏膏兩月塊消左脇微痛用四君子湯九味蘆薈丸而愈

褐子丸　治疳腫脹

蘿蔔子一兩，微炒　陳皮　青皮炒　檳榔　五靈脂

蓬朮煨　黑牽牛頭末各半，炒　赤茯苓　木香二錢五分

右為末麵糊丸菉豆大每服十五丸紫蘇湯下

金匱加減腎氣丸

熟地黃八兩　乾山藥　山茱萸各四兩　澤瀉　白茯苓

牡丹皮各三兩　肉桂　附子炮　車前子炒　牛膝酒微炒，各一兩

右各另爲末米糊丸小豆大每服三四十丸空心食前白湯下

紫霜丸方見噤風　大柴胡湯方見瘧症

五苓散方見五淋　保和丸方見虛羸

天麻散方見百晬內嗽　大蕪荑湯

蚵蟆丸　九味蘆薈丸二方見疳症

癖塊痞結

錢仲陽云癖塊者僻於兩脇痞結者否於中脘此因乳哺失調飲食停滯邪氣相搏而成或乳母六淫七情所致古人多用尅伐痞癖既久飲食減少脾氣必虛久而不愈必先以固胃氣爲主使養正則積自除若欲直攻其結不爲不能善消抑亦損其脾土凡脾土虧損必變症百出矣當參名類及隨見症而主治之

治驗

一小兒患痞癖服檳榔蓬术枳實黃連之類痞益甚余曰此脾經血虛痞也不可尅伐遂用六君子加當歸數劑胃氣漸復諸症漸愈乃朝用異功散加升麻柴胡夕用異功散加當歸芍藥而愈

一小兒素嗜肉食腹痛大便不調半載後右脇結一塊三月後左脇又結一塊腹脹食少作渴小便赤濇大便色穢又半載後頷下亦結一核妄服消塊行滯等藥而元氣益虛用四味肥兒丸五味異功散之類熱渴漸止腹脹漸可佐以九味蘆薈丸結核漸消後用四君子爲主佐以四味肥兒丸之類三月餘而痊

一小兒停食吐瀉後飲食不節作瀉腹痛膨脹腹中結塊作渴發熱齦爛口臭服消導尅滯之藥而前症益甚形體益瘦

視其面色黄中隱青乃脾土虧損而肝木所侮也法當調補中氣兼平肝木遂用冲和湯及大蕪荑湯之類半載而愈

一小兒患痞結服剋滯之藥余謂屬形病俱虛當補中氣彼不信仍行剋伐遂致虛火上炎齒齦蝕爛頷下結核余用大蕪荑湯及異功散加減用之而安

一小兒患痞結久而四肢消瘦肚腹漸大寒熱嗜臥作渴引飲用白术散爲主佐以四味肥兒丸月餘諸症漸愈又以異功散加當歸并六味地黄丸又月餘而愈

一小兒患痞結身熱如火病狀多端不可盡述朝用五味異功散夕用四味肥兒丸月餘諸症稍愈佐以地黄丸自能行立遂朝用地黄丸夕用異功散及蝦蟇丸數服而愈

挨痞丸治乳癖穀癥腹中塊痛

代赭石火煅醋淬研細　青皮　木香

蓬术煨　生地黄各三錢　巴豆去油淨六錢

右爲末醋糊丸麻子大每服二三丸食後薑湯下

甘遂破結散

甘遂二錢五分煨黄　青皮焙　黄芩炒　大黄炒各半兩

右爲末每服一錢水煎服仍量兒加減利後以粥補之

進食丸治乳食不消心腹脹滿壯熱喘粗嘔吐痰逆腸鳴泄瀉或食癥乳癖痃氣痞結並皆治之

巴豆霜　當歸米泔浸炒　朱砂　代赭石醋煅淬七次

枳殼炒　木香各五錢　麝香一分

右爲末糊丸麻子大每服一二丸温米飲下更量兒加減

枳术丸

白朮四兩　枳實二兩

右爲末荷葉包煨爛飯爲丸桐子大每服四五十丸空心白滾湯下

阿魏膏治一切癖塊痞結更服胡連丸

羌活　獨活　玄參　官桂　赤芍藥　川山甲

生地黃　兩頭尖　大黃　白芷　天麻各五錢

槐柳桃枝各三錢　紅花四錢　木鱉十枚去殼　亂髮如雞子大一團

右用香油二斤四兩煎黑去粗入髮煎髮化仍去粗徐下黃丹煎軟硬得中入芒硝阿魏蘇合香油乳香沒藥各五錢麝香三錢調勻即成膏矣攤貼患處內服丸藥黃丹須用真正者勿凡貼膏藥先用朴硝隨患處鋪半指厚以紙覆上用熱熨斗熨良久如硝耗再加熨之二時許方貼膏藥若是痞積加

蘆薈末同發　　四君子湯

六味地黄丸方見腎臟　　六君子湯三方見內釣

異功散　　大蕪荑湯一名冲和湯

四味肥兒丸方見嘔吐　　九味蘆薈丸三方見疳症

蝦蟆丸

白朮散方見積痛

積滯

經曰五臟之積曰積六腑之積曰聚凡小兒積滯或作痛皆由乳哺不節過餐生冷脾胃不能剋化停滯中脘久而成積或因飽食即臥脾失運化留而成積其症面目黃腫腹痛膨脹壯熱足冷嗜臥不思乳食大便酸臭或秘澁小便如油若吐乳瀉乳所出酸臭者爲乳積腹脹作瀉嘔吐噦氣者爲食積初患元氣

未損之時或腹脹作痛大小便不利者先用白餅子或木香檳榔丸下之下後以白术散或五味異功散和之渴加乾葛吐加半夏下而熱不退或作嘔作瀉飲食不思此脾胃俱傷也用六君子湯手足指冷喜飲熱湯此脾胃虛寒也前方加炮薑木香面色黃白目無精光脾肺俱虛也用四君子加柴胡升麻腹痛泄利下重或小便不利者用四逆散發熱晡熱或瀉未已脾氣下陷也潮熱口渴大便不調欲變疳症也並用補中益氣湯佐以肥兒丸經云邪之所湊其氣必虛留而不去其病乃實必以調脾爲主而以消導佐之古人所謂養正積自除正此意也

治驗

一小兒每停食身發赤暈用清中解鬱湯而愈後患搖頭咬牙痰盛發搐吐出酸腐待其吐盡翌日先與七味白术散次

與參苓白术散遂不復作若吐後兒安更不必服藥也

一小兒飲食積滯患嘔吐發熱服消導等劑飲食已消而熱未退余以爲胃經虛熱用六君升麻柴胡各二分四劑而愈

一小兒七歲停食後腹痛服剋伐之劑而益加按之不痛此脾氣復傷也用六君子湯而愈後復傷食服保和丸及三稜檳榔之類而更腹痛服瀉黃散體重善噫此脾氣虛而下陷也仍用六君升麻柴胡木香而愈

一小兒數歲間每停食輙服峻利之藥後肚腹膨脹嘔吐泄瀉先用六君子湯諸症漸愈又用補中益氣湯而安

一小兒腹脹飲食後卽瀉手足逆冷此脾氣虛寒也先用人參理中丸後用六君子湯而愈

一小兒腹痛以手按之痛益甚此乳食停滯也用保和丸末

一錢檳榔末三分下酸臭糞而安後患腹痛別服峻利之劑其痛益甚手按則已面色黃白此因飲食失宜脾氣不調土虛不能生金也用六君子湯而愈

一小兒久患腹痛診其母右關脉弦緩乃木剋土也用六君子湯加木香柴胡母子並服而愈

一小兒停食腹痛面色白黑睛少手足常冷大便不實口鼻吸氣腹中陰冷此稟命門火衰不能溫蒸中州之氣故脾胃虛寒也用八味丸補中益氣湯而愈

一小兒患前症服驅逐之劑更惡寒發熱余朝用補中益氣湯夕用五味異功散尋愈後飲食停滯腹痛便秘別用疎導之劑朝寒暮熱大便頻數余用五味異功散月餘飲食漸進乃佐以八珍湯內芍藥炒焦川芎些少又兩月寒熱漸愈後

又傷風服參蘇飲汗出喘嗽發熱服清熱化痰之劑更煩熱不寐尋衣撮空先用六味地黄丸料水煎服諸症頓退再劑而安郄用五味異功散八珍湯而痊後因傷食吐瀉大便欲去而不去欲了而不了先用補中益氣湯數劑不應改用人參五錢白术三錢陳皮甘草各七分升麻四分乾葛五分三劑又手足並冷急用人參一兩附子五分薑棗水煎一日服二劑手足始溫又二劑諸症漸退仍用前人參五錢之方治之而愈

七味白术散　治吐瀉作渴

人參二錢五分　白茯苓　白术　藿香葉各半兩

木香二錢　甘草一錢　乾葛半兩渴加一兩

右每服一二錢水煎熱渴甚去木香肚痛加芍藥

四逆散治少陰病或腹中痛泄痢下重

枳實炒黄　甘草炒　柴胡　芍藥

右爲細末每服二錢空心米飲調下

白餅子方見發搐　木香檳榔丸方見積滯

五味異功散　六君子湯二方見内釣

補中益氣湯方見虚羸

保嬰撮要卷之六　薛氏醫按

吳郡薛鎧集　薛己驗
江都　吳中珩校

發熱症

小兒之熱有心肝脾肺腎五臟之不同虛實溫壯四者之不一及表裏血氣陰陽浮陷與夫風濕痰食各當詳之心熱者額上先赤心煩心痛掌中熱而噦或壯熱飲水巳午時益甚肝熱者左頰先赤便難轉筋尋衣捻物多怒多驚四肢困倦寅卯時益甚脾熱者鼻上先赤怠惰嗜臥身熱飲水遇夜益甚肺熱者右頰先赤手掐眉目喘咳寒熱飲水日西熱甚腎熱者頦下先赤兩足熱甚骨蘇蘇如蟲蝕熱甚不能起於牀夜間益甚仍當辨其虛實實則面赤氣粗口燥唇腫作渴飲冷大小便難或掀衣

露體煩啼暴叫伸體而臥睡不露睛手足指熱宜用表下虛則面色青白恍惚神緩口中虛冷嘘氣軟弱喜熱惡寒泄瀉多尿或乍凉乍温怫鬱驚惕上盛下泄夜則虛汗屈體而臥睡露睛手足指冷宜用調補壯熱者肢體大熱熱不已則發驚癎温熱者肢體微熱熱不已則發驚搐陰虛則內熱陽盛則外熱以手輕捫之則熱重按之不熱此皮毛血脉之熱熱在表也重按之筋骨之分則熱輕手則不熱此筋骨之熱熱在裏也不輕不重按之而熱此肌肉之熱熱在表裏之間也以虛實分屬表裏而言之壯熱惡風寒爲元氣不充表之虛熱也壯熱不惡風寒爲外邪所客表之實熱也壯熱飲湯爲津液短少裏之虛熱也壯熱飲水爲內火銷爍裏之實熱也若夫內外皆熱則喘而渴齒乾煩寃腹滿四肢熱逢風寒如炙於火能冬不能夏是皆陽盛

陰虛也脉尺寸俱滿爲重實尺寸俱弱爲重虛脉洪大或緩而滑或數而鼓此熱盛拒陰雖形症似寒實非寒也熱而脉數按之不鼓此寒盛格陽雖形症似熱實非熱也發熱惡熱大渴不止煩躁肌熱不欲近衣其脉洪大按之無力或兼目痛鼻乾者此血虛發躁也當補其血如不能食而熱自汗者氣虛也當補其氣仲景論內外不足發熱自汗之症禁不可發汗如飲食勞役雖病發熱誤發其汗則表必虛也身熱而汗出者風也發熱身疼而身重黃者濕也增寒發熱惡風自汗脉浮胷痞者痰也發熱頭痛脉數者食也寸口脉微爲陽不足陰氣上入陽中則惡寒尺脉弱爲陰不足陽氣下入陰中則發熱陰陽不歸其分則寒熱交爭也晝則安靜夜則發熱煩躁是陽氣下陷入陰中也晝則發熱煩躁夜則安靜是重陽無陰也當亟瀉其陽峻補

其陰至若身熱脉弦數戰慄而不惡寒者癉瘧也發熱惡寒脉浮數者溫病也若四肢發熱口舌咽乾是火熱乘土位濕熱相合故煩躁悶亂也若身體沉重走注疼痛乃濕熱相搏風熱鬱而不得伸也心熱則用瀉心湯導赤散安神丸肝熱則用瀉青丸柴胡飲子脾熱則用瀉黃散肺熱輕則用瀉白散重則用涼膈散及地骨皮散腎熱則用滋腎丸實熱則宜踈下虛熱則宜調補壯熱者導赤散溫熱者瀉黃散若肢體熱輕則用惺惺散重則用羌活散之類大便秘者二黃犀角散餘熱不退者地骨皮散骨節疼痛者梔子仁湯營滯內作者紫霜丸肝火內熱者龍膽草湯陰盛隔陽而熱者人參理中湯肝經血虛生風而搐者用四物天麻釣藤鈎若熱蘊便秘者四順清涼飲熱而二便調和風邪蘊結於表而發者惺惺散加麻黃汗之汗後血虛

而熱益甚者六神散加粳米汗後氣虛而惡寒發熱者補中益氣湯汗後陰虛陽無所附而熱者用四物湯加參耆汗後陽虛陰無所附而熱者用四君湯加芎歸嬰兒諸熱其因別正而作者當從所重而治之或乳母七情厚味飲食停積遺熱於兒或兒嗜食甘肥衣衾過煖或頻浴熱湯積熱於內爲患者各當詳之蓋小兒臟腑脆弱元氣易虛補泄宜用輕和之劑庶無變症若乳下嬰兒當兼治其母仍參諸熱症治之

治驗

一小兒夜間發熱天明如故或不腹作痛飲食少思面色痿黃熱時面赤不時飲湯此食積所致用下積丸治之而消又用白术散調理而安

一小兒飲食停滯腹痛作嘔用大安丸而愈飲食雖進其腹

仍痛用六君山查神麯痛少止余以爲脾氣傷而飲食難化乃去前二味服六君子四劑而愈後又傷食仍服前藥痛止而至暮發熱用六君柴胡升麻而痊此由脾虛下陷不能升發故至暮發熱也

一小兒發熱飲食少思大便不實常服蘆薈等丸視其鼻赤此寒涼之劑復傷脾土而虛熱也用五味異功散數劑而愈

一小兒十三歲內熱晡熱形體倦怠食少作渴此禀賦怯弱之虛熱也用地黃丸異功散補之不越月而痊

一小兒十四歲而近女色發熱吐痰至有室兩目羞明頭覺脹大用地黃丸料加五味子當歸黃芪煎服及補中益氣湯得慎疾而痊

一小兒十四歲肢體倦怠發熱晡熱口乾作渴吐痰如涌小

便淋瀝或面目赤色身不欲衣此爲腎不足而虚熱也用補中益氣湯六味地黄丸尋愈

一小兒五歲發熱作渴右顋鼻準微赤或與冷水凉藥即時嘔吐余曰右顋微赤肺經虚熱也鼻準微赤胃經虚熱也先用四君升麻一劑吐止又用白术散二劑而不渴更用四君子湯四劑而安

一小兒九歲發熱作渴用瀉黄散大便重墜口角流涎彼欲瀉火余曰鼻準青白脾胃虚寒肝木所侮也口角流涎脾氣不能攝也大便重墜胃氣不能升也不信竟服凉藥眉脣微動四肢微搐復求治余曰此虚極而變慢脾風矣用六君炮羌當歸木香釣藤鈎二劑益甚欲求更劑余曰藥力未及耳又加炮附子一片即安後去附子二劑而愈

一小兒四歲停滯腹痛發熱用大安丸而飲食進又用六君山查神麯四劑而痛止後傷食至暮復熱用六君柴胡山梔升麻而痊此脾虛兼肝火之治法也

一小兒發熱體瘦夜間遺尿日間頻數此禀脾腎不足用補中益氣湯加補骨脂及地黃丸加鹿茸治之而痊婢姻後小便頻數作渴發熱服補陰丸等藥發熱尤甚小便如淋用補中益氣湯六味地黃丸而愈

一小兒體瘦腹大發熱嗜臥作渴引飲先用白术散爲主佐以四味肥兒丸諸症漸愈又用異功散六味丸而愈

一小兒十四歲傷食發熱服消食丸胸腹膨脹發熱作渴此脾氣復傷也先用四君升麻柴胡飲食漸進用補中益氣湯而愈後因勞心發熱少食用四君升麻柴胡而愈

一小兒傷風咳嗽服參蘇飲加痰盛喘急腹脹不食此脾肺虚而復傷也用六君柴胡桔梗一劑諸症頓愈用六君子湯而痊

一女子十四歲發熱至夜益甚久不愈左關脉弦數右關脉微按之亦弦此肝火血熱脾胃虛弱先用四物二連湯加柴胡山梔牡丹皮二劑熱稍退又二劑熱頓退再用加味逍遥散白术加三錢數劑而痊

嘉靖癸丑閏三月渠下第北歸大子麟孫方病瀉不食遍體如焚胸滿腹冷痛日夜不成寢或投以山查枳殼中氣愈弱瀉愈甚不食至累月日進米飲一半甌或糕餌棗栗少許稍過節度則肢體熱益壯腹痛不解奄奄喘息旦暮不保矣立齋先生枉視之則曰此胃虚不能納脾濕不能運病在戊巳

深且久兼木氣所乘脫服攻治之藥則殆矣亟用補中益氣湯數畧熱稍退瀉不食如初先生復曰此勿亟惟胃氣漸復濕漸除當自得効耳改用六君兼補中湯仍服八味丸先生命門火以滋脾土如是三月諸症悉退納穀倍常日惟稍遇形役或記誦心勞則潮熱遄發先生復授以歸脾方加梔柴二種熱尋止形氣日充甲寅七月偶觸暑飲冷前症復作間發瘧疾熱晝夜不止先生曰此虛寒偏陽法當舍時從症用補中湯多加炮薑益以生薑二兩及口而瘧止面色青黃稍錯更患痢或謂參芪炮薑不宜先生哂之且曰此固虛弱自利耳往嘗謂戊己受病木氣乘之此青黃二色非正形耶仍用補中益氣多加柴胡參朮數日而痢止餘症亦漸解脫然吾兒襁褓失母渠每姑息之故其性外温而中易怒恣柔少孤濟

家多難藜藿恒不充兒幼多病失調養故形怯而胃弱致疾之原其所由來者漸矣先生洞徹燭幽知其病深且久而堅持獨見以扶攻治之惑吾兒再造之慈何幸得此於先生哉先生之曾大父與先廷評公爲中表兄弟先君與先生同官游京師末年尤敦泉石之雅先生盛德及於太子能使先人後嗣永存區區志感誠不能盡萬分之一也是歲冬十月望

眷晚生張慕渠頓首頓首

嘉靖甲寅敬臣之女年十二患脾胃素弱自夏入秋時瀉時止小腹微痛至八九月間遂成痞積之症發熱凡二十餘日不止汗泄熱解汗已復熱自中脘至小腹膨脹堅直大便溏氣喘咳嗽作噯俱晝輕夜重徹夜煩燥不睡鼻塞眼暗譫語其母以爲必死矣立齋先生診之曰脉浮大而無根此大虛

證也非獨參湯不可乃用參一兩加熟附三分煨生薑三片日進二劑仍併查服之大下痞積其氣甚腥腹漸寬熱漸減脉漸斂然手猶尋捻不已鼻孔出血先生曰此肝證也煎六味丸料與之一服如脫乃晝服獨參薑附湯夜服六味丸料脉漸有根諸症漸退先此手足恒熱至是乃始覺寒先生喜曰此病邪盡退而真氣見矣然猶飲食不進乃單用六君子湯加炮薑遂能食咳嗽獨甚與補中益氣湯嗽遂止夜止有睡凡弱女之得生皆先生力也向非先生卓有定見專治其本而其末自愈則奄奄一息之軀豈堪雜劑之攻擊哉其為丘中之骨蓋必然矣敬臣感激之餘無由以報敬書施療之顛末以附醫錄庶不泯先生之功且以告同患此者幸無所悞亦推廣先生一念之仁於萬一云爾孟冬望日眷晚生王

微臣頓首拜書

敗毒散治傷風瘟疫風濕頭目昏眩四肢作痛增寒壯熱項强睛疼或惡寒咳嗽鼻塞聲重

柴胡　前胡　川芎　枳殼炒　羌活

獨活　茯苓　桔梗　人參各一兩　甘草半兩

右每服二錢生薑薄荷水煎

滋腎丸治腎熱

黄柏酒拌炒焦三錢　知母二錢　肉桂五分

右爲末熟水丸桐子大每服二十丸至三十丸食前百沸湯下

四順清涼飲治小兒血脉壅實臟腑蓄熱頰赤作渴五心煩熱睡臥不安四肢驚掣及因乳哺不時寒温失度令兒血氣不順腸胃不調大小便澁欲發驚癇或風熱結核頭面生瘡目

赤咽痛瘡疹餘毒一切壅滯挾熱泄瀉不止加木香煨大黄

赤芍藥　當歸　甘草　大黄各等分

右每服一錢水煎作兩服

消風散治小兒解脫致令風邪客於皮毛入於臟腑則令惡風發熱胸膈痰涎目澁多睡方見驚癇胎症

小柴胡湯治傷寒溫熱身熱惡風頭痛項强四肢煩疼往來寒熱脇痛耳聾嘔噦痰實中暑瘧疾並服之方見天鈞

愚按前方若肝膽經風熱肝火瘰癧寒熱往來日晡發熱潮熱不欲飲食或怒火口苦耳聾咳嗽或脇痛脹滿小便不利或泄瀉吐酸苦水或肢體搐動唇目抽劄及乳母有前症致兒爲患者並宜服之

抑肝散治肝經虛熱發搐或發熱咬牙或驚悸寒熱或木乘土

而嘔吐痰涎腹脹少食睡臥不安方見肝臟

梔子清肝散一名柴胡梔子散治三焦及足少陽經風熱發熱耳內作痒生瘡或出水疼痛或胸乳間作痛寒熱往來

柴胡　梔子炒　牡丹皮各一錢　茯苓　川芎

芍藥　當歸　牛蒡子炒各七分　甘草三分

右水煎服

柴胡清肝散治肝膽三焦風熱怒火或作寒作熱往來寒熱發熱或頭發瘡毒等症

柴胡一錢半　黄芩炒　人參　川芎各一錢

山梔炒一錢半　連翹　甘草各五分　桔梗八分

右水煎服

柴胡飲子解肌熱蒸熱積熱或汗後餘熱脉洪實弦數大便堅

黃芩七分　甘草四分　大黃八分　芍藥七分

柴胡　人參各五分　當歸一錢

右每服一錢薑水煎

當歸補血湯治肌熱躁熱目赤面紅煩渴晝夜不息其脉洪大而虛重按全無此脉虛血虛也若悞服白虎湯必死宜此主之

黃芪　當歸各等分

右水煎服

三黃丸治三焦積熱眼目赤腫頭項腫痛口舌生瘡心膈煩躁不美飲食大小便秘澁五臟實熱或下鮮血瘡瘍出熱症

黃連　黃芩　大黃煨各等分

右爲末煉蜜丸桐子大每服三十丸白滚湯下量人大小加減服

白虎湯治傷寒或吐或下後七八日邪毒不解熱結在裏[illegible]

傷熱時時惡風大渴舌上乾燥而煩欲飲數升者宜服之

治夏月中暑汗出惡風寒身熱而渴

知母三兩　甘草一兩炙　石膏八兩另研　糯米三合

右每服二三錢水煎至米熟爲度

瀉黃散方見脾臟　瀉心湯方見心臟

地黃散方見腎臟　清涼飲

柴苓散　二黃犀角散

牛黃散　黃龍湯

牛黃膏　梔子仁湯

六物黃芩湯　五物人參飲

地骨皮散十方見潮熱　惺惺散

理中湯二方見咳嗽加人參即人參理中湯　龍膽湯

紫霜丸二方見噤風撮口　　四物湯方見急驚
六神散方見夜啼　　白术散方見積痛
羌活散方見驚風　　下積丸方見積滯
補中益氣湯　　大安丸即保和丸加白术
六君子湯　　四君子湯
加味逍遙散　　異功散六方見釣
瀉白散方見肺臟　　瀉青丸方見肝臟
涼膈散方見瘡瘍　　八珍湯方見寒熱

潮熱

錢仲陽曰潮熱者時間發熱過時即退來日依時而至有風寒痰積食癖之分陰陽虛實五臟之異如汗出身熱呵欠面赤者風熱也傷寒時疫陰陽相勝外感熱也肌瘦口乾骨蒸盜汗痰

熱也大小便秘澀汗下不解積熱也腹背先熱夜發旦止食熱也涎嗽飲水乳食不消癖熱也又有煩熱者氣麄喘促心躁不安頬赤口瘡兼發癎痓瘡疹熱者耳鼻尖冷血熱者巳午間發至夜則涼虛熱者因倦少力發於病後陽邪干心則來去不定陰陽相勝則寒熱如瘧前症在小兒有因乳母或妊娠七情厚味遺熱或飲食停積衣食過煖及頻浴熱湯而爲患若寅卯辰時熱而力盛飲水者肝經實熱也用柴胡清肝散熱而力怯飲湯者肝經虛熱也用六味地黃丸巳午時熱心經也實用導赤散虛用秘旨安神丸申酉戌時熱肺經也實用瀉白散虛用秘旨保脾湯亥子丑時熱腎經也用地黃丸大凡壯熱飲水大便秘結屬實熱用二黃犀角散下之熱渴飲湯大便如常屬血虛用四物湯補之若下後陰虛陽無所附而仍熱用四物參芪汗

後陽陰虛無所生而仍熱用四君芎歸若汗下後煩渴面赤血虛發躁也當歸補血湯若見驚搐等症肝血虛而內生風也用四物天麻釣藤鈎頰赤口乾小便赤澀大便焦黃表裏俱實熱也用清涼飲子如大便已利或熱未止表邪未解也惺惺散未應加麻黄微汗之既汗而仍熱此表裏俱虛氣不歸源陽浮於外而虛熱也六神散加粳米陽氣下陷於陰中而發熱者用補中益氣湯若乳下嬰兒當兼治其母

治驗

一小兒潮熱煩渴大便乾實氣促咳嗽右腮色赤此肺與大腸有熱用柴胡飲子一服頓愈後因微驚發搐咬牙頓悶此肝肺氣血虛也用四君芎歸釣藤鈎而愈

一小兒潮熱發躁左腮青赤此心肝血虛用秘旨安神丸及

四物防風酸棗仁漸愈又用六味地黄丸調補肝腎而痊

一小兒潮熱發搐痰涎上湧手足指冷左顋至申酉時青中隱白手足時搐此肝經虛弱肺金所勝而潮搐脾土虛弱而手足冷也用補中益氣湯調補脾肺用六味地黄丸滋補肝腎而愈蓋病氣有餘當認爲元氣不足若用瀉金伐肝清熱化痰則誤矣

一小兒寅卯時發熱或兼搐有痰服抱龍瀉青二丸而愈後復患服前藥兼咳嗽氣喘不時發搐面赤色或青黄或浮腫或流涎余謂咳嗽氣喘脾肺氣虛也不時發搐肝木乘脾也面青黄肝入心脾也浮腫流涎脾氣虛也用益智丸以養心血補中益氣湯以補脾氣而愈

一小兒腹痛作嘔飲食少思至暮腹脹發熱此脾虛下陷朝

用補中益氣湯，夕用六君、柴胡、升麻而愈。後因勞不時寒熱，夜間盜汗，用十全大補湯而愈。

一小兒夜間發熱腹脹。余謂脾虛肝盛，朝用五味異功散，夕用四味肥兒丸，熱止；乃朝用六味地黃丸，夕用異功散而痊。

一小兒巳午時發熱驚悸，發時形氣倦怠，面黃懶食，流涎飲湯。余謂心氣不足所致。不信，反服涼心之藥，更加吐瀉，睡而露睛，手足並冷，幾至慢脾風。先用六君、薑、桂，佐以地黃丸而愈。

一小兒亥子時患前症，用益黃散而愈。後復發，服前藥及清熱之劑，病發不時，嗜臥露睛，作渴少食，大便頻黃。余謂脾虛而肝木勝之，兼元氣下陷也。用補中益氣湯，佐以地黃丸而愈。

一小兒先停食，服剋伐之藥，致面色痿黃，體倦少食，申酉時潮熱。或用清熱消導之劑，更加泄瀉。余先用六君子湯數劑

後用補中益氣湯漸愈

一小兒申酉時發熱面赤腹中作痛或用峻利之劑下之致發搐吐痰作瀉腹痛按之即止此脾胃傷而變症也用七味白术散補中益氣湯頓安

柴芩散治壯熱來去

柴胡　麥門冬去心焙　人參

赤茯苓　甘草各半兩　黄芩一兩

右爲末每服二錢入小麥二十粒青竹葉二片水煎服

二黄犀角散治温壯熱心神不安大腑秘結

犀角屑　大黄酒浸蒸　釣藤鈎　梔子仁　甘草　黄芩各半兩

右爲末每服五分熱湯調下量兒加減

牛黄散治温壯常熱或寒熱往來

牛黃研　甘草各半兩　柴胡

梔子酒炒　龍膽草酒炒　黃芩炒各一錢半

右爲末每服半錢以金銀薄荷湯調下

黃龍湯治發熱不退或寒熱往來

柴胡五錢　黃芩炒　甘草炙各二錢　赤芍藥三錢

右每服三錢薑棗水煎

牛黃膏治壯熱咽喉涎響或不省人事或左右手偏搐或唇口眼鼻顫動此熱涎內蓄風邪外感也宜急服之

蝎尾四十九枚　巴豆肉去油膜一錢半　梅花腦半匙　辰砂研二錢

鬱金三錢皂角水煮　牛黃少許　麝香一匙

右爲末每服一匙蜜水調下量兒虛實用之

梔子仁湯治陽毒壯熱百節疼痛下後熱不退者

梔子仁酒炒 赤芍藥 大青 知母各一兩 升麻 黃芩酒炒

石膏各二兩 柴胡一兩半 甘草五錢 杏仁二兩，湯浸去皮，麩炒微黄

右每服三錢，生薑三片，水煎服。

六物黃芩湯 治壯熱腹大短氣，往來寒熱，飲食不化。

黃芩酒炒 大青 甘草炙 麥門冬去心 石膏各半兩 桂二錢

右每服一二錢，水煎服。

五物人參飲 治壯熱咳嗽，心腹脹滿。

人參 甘草各半兩 麥門冬去心 生地黃各一兩半 茅根半握

右每服二三錢，水煎服。

益智丸 治脾腎虛熱，心氣不足。

益智仁 茯苓 茯神各等分

右爲末，煉蜜丸桐子大，每服五六十丸，空心白滾湯下。亦治白濁。

四物二連湯治血虛勞五心煩熱晝則明了夜則發熱脇肋并一身盡熱日晡肌熱

當歸　生地黃　白芍　川芎　黄連　胡黄連各等分

右水煎服

地骨皮散治虛熱壯熱

知母　柴胡　甘草　人參　地骨皮　茯苓　半夏各等分

右薑水煎有驚熱加蟬退天麻黄芩

抱龍丸方見傷寒　　六味丸方見腎臟

七味白术散方見積痛　　導赤散

秘旨安神丸二方見心臟　　瀉白散方見肺臟

惺惺散　　保肺湯二方見咳嗽

四物湯方見急驚　　當歸補血湯

柴胡清肝散　　清涼飲子 二方見發熱

六神散 方見夜啼　　補中益氣湯 方見虛羸

四君子湯　　六君子湯 二方見內釣

益黃散 方見脾臟　　瀉青丸 方見肝臟

寒熱

經曰陽虛則外寒陰虛則內熱陽盛則外熱陰盛則內寒寒熱往來此乃陰陽相勝也故寒氣并於陰則發寒陽氣并於陽則發熱寸口脉微爲陽不足陰氣上入陽中則惡寒尺脉弱爲陰不足陽氣下入陰中則發熱陽不足則先寒後熱陰不足則先熱後寒陰陽不歸其分則寒熱交爭也又上盛則發熱下盛則發寒陽勝則乍熱陰勝則乍寒陰陽相勝虛實不調故邪氣更作而寒熱往來或乍寒乍熱也少陽膽者肝之府界乎太陽陽

明之間半表半裏之分陰陽之氣易於相乘故寒熱多主肝膽經症以小柴胡湯加減調之若秪見寒熱起居如常久而不愈及大病後元氣未復悉屬陰虛生熱陽虛生寒宜用八珍湯補之甚者十全大補湯有食積爲病亦令寒熱用保和丸消之若兼嘔吐泄瀉用六君子湯厥冷飲熱人參理中丸作湯不止七味白朮散食積既消而寒熱尚作者肝邪乘脾所勝侮所不勝也用異功散加柴胡山梔其瘧症寒熱詳見瘧門

治驗

一小兒十四歲朝寒暮熱或時發寒熱則倦怠殊甚飲食不思手足指冷朝用補中益氣湯夕用六君子湯各二十餘劑漸愈後因用功勞役前症復作更加頭痛脉虛兩寸尤弱朝用補中益氣湯蔓荊子夕用十全大補湯兩月餘而痊但勞

役仍復寒熱服前二湯稍愈婚姻後又用功過度朝寒遍體如冰暮熱遍身如炙朝用補中益氣湯加薑桂暮用八味丸加五味子各五十餘劑而愈

一小兒十三歲壯熱便秘服清涼飲愈而復作服地骨皮散更潮熱又服芩連四物不時寒熱體倦少食而熱或晝見夜伏夜見晝伏予謂肝脾虛熱夕用地黃丸加五味子朝用補中益氣湯加山藥山茱而瘥

一小兒寒熱不愈診其乳母左關脉弦數左脇作痛遇勞則遍身瘙痒遇怒則小便不利此因肝經血虛鬱火所致也先用小柴胡湯加山梔牡丹皮諸症頓退又用加味逍遙散母子並痊

一小兒發熱咬牙作寒作熱耳內痛痒緣乳母有肝火所致

用柴胡清肝梔子清肝二散母子並服而愈

一小兒十四歲每日子時分發熱遍身如炙午未時則寒足骨如冰至隣子時分熱仍作此內真寒而外假熱也朝用補中益氣湯加參芪各三錢附子三分夕用大劑四君子湯加當歸一錢附子五分各二十餘劑漸安又用參朮各五錢歸芪各三錢陳皮甘草各一錢薑桂五分各數劑乃朝用十全大補湯夕用六君子湯漸愈又用五味異功散而尋愈

一女子十五歲寒熱月經先期兩寸脉弦出魚際此肝經血盛之症用小柴胡湯加生地黃烏梅治之而愈後寒熱消瘦月經過期乃肝脾二經血氣虛弱也朝用補中益氣湯夕用六味地黃丸而愈

羌活冲和湯治太陽無汗發熱頭痛惡寒脊強脉浮緊又治非

時暴寒人中之頭痛惡寒發熱宜此湯治之以代麻黄湯用太陽經之神藥也

羌活　防風　蒼术各一錢半　川芎　甘草

細辛　白芷　生地黄　黄芩各一錢

右水煎服

八珍湯四物四君合用四物見急驚四君見内釣

十全大補湯方見自汗

六君子湯

加味逍遥散

異功散三方見内釣

人參理中丸方見冷瀉

保和丸

補中益氣湯二方見虚羸

地骨皮散方見潮熱

芩連四物湯即四物二連湯加黄芩方見潮熱

地黄丸

八味丸即地黄丸加五味子肉桂二方見腎臓

小柴胡湯方見痓症

柴胡清肝散

梔子淸肝散 二方見發熱

傷寒夾驚夾食

錢仲陽云小兒正傷寒者謂感冒寒邪壯熱頭痛鼻塞流涕畏寒拘急是也夾驚者因驚而又感寒邪或因傷寒熱極生風是熱乘於心心神易動故發搐也用薄荷散人参羌活散之類解之甚者抱龍丸夾食者或先傷於風寒後復停滯飲食或先停滯飲食而後傷於風寒以致發熱氣粗噯氣壯熱頭疼腹脹作痛大便酸臭先用解散次與消導不解若大柴胡湯過歲已前傷寒熱輕者用惺惺散過歲已後須解表微汗若五六日不除邪入於經絡傳變多端不可枚舉若夫榮衛俱傷者羌活冲和湯主之過此則少陽陽明二經在于半表半裏肌肉之間脉不浮沉外症在陽明則目疼鼻乾不得眠脉洪而長以葛根解肌

升麻等湯治之在少陽則耳聾脉弦數小柴胡湯加減和之若少陽陽明俱病小柴胡加葛根芍藥傳入陽明爲裏脉沉實譫妄惡熱六七日不大便口燥咽乾而渴用大柴胡湯重則三一承氣湯若兼三焦俱病則痞滿燥實宜大承氣湯三陽之邪在裏爲患不頭痛惡寒而反渴此爲溫病當遵仲景法治之其餘正傷寒症治自有專方不復贅論其兼驚兼食者各從本症治之

治驗散見各症

抱龍丸治傷風瘟疫身熱氣粗痰實壅嗽常服安神鎮驚亦治痘疹壯熱

牛膽南星一兩　天竺黃　雄黃　辰砂二錢　麝香少許

右爲末煮甘草汁丸櫻桃大陰乾每服一丸薄荷湯下氣喘有痰加栝蔞

愚按前方若風熱痰嗽或急驚發搐昏睡咬牙形病俱實宜用此方若初冒風寒咳嗽痰盛氣喘者屬客邪內作先用十味參蘇飲客邪既解而腹脹吐瀉發搐咬牙睡而露睛屬脾肺氣虛用五味異功散切忌祛痰表散若過服尅伐之劑以致前症者尤宜溫補脾肺

紅綿散治傷風咳嗽鼻塞或流清涕

全蝎五箇　麻黃去節　僵蠶　白芷　川芎

桔梗　天麻各二錢　甘草　蘇木

右為末每服一錢加紅綿少許水煎有熱加荊芥

葛根解肌湯發熱惡寒頭痛項强傷寒溫病

葛根四分　桂一分　黃芩　甘草　白芍藥各三分　麻黃二分

右薑棗水煎服

三乙承氣湯治臟腑積熱痞滿燥實堅脹

甘草　枳實麩炒　厚朴薑製　大黃　芒硝各等分

右薑水煎服

升麻湯治小兒中風頭痛增寒壯熱肢體疼痛鼻乾不得眠兼治瘡痘已發未發皆可服

甘草　白芍藥　升麻　乾葛各等分

右為末每服一錢水煎服

小柴胡湯　大承氣湯

大柴胡湯二方見痙症　惺惺散方見咳嗽

葛根解肌湯　抱龍丸二方見傷寒

薄荷湯方見瘰癧　人參羌活散方見驚風

咳嗽

錢仲陽云嗽者肺感微寒八九月間肺氣正旺若面赤身熱其病爲實當用葶藶丸下之久嗽者不宜下若在冬月乃傷風嗽當用麻黄湯汗之面赤飲水咳嗽唾膿痰咽喉不利者以甘桔湯清之先咳後喘面腫身熱肺氣盛也以瀉白散平之嗽而唾痰涎乳者以白餅子下之潔古云嗽而兩脇痛者屬肝經用小柴胡湯咳而嘔苦水者屬膽經用黄芩半夏生薑湯咳而喉中如梗者屬心經用甘桔湯咳而失氣者屬小腸用芍藥甘草湯咳而右脇痛者屬脾經用升麻湯咳而嘔長蟲者屬胃經用烏梅丸咳而喘息吐血者屬肺經用麻黄湯咳而遺屎者屬大腸用赤石脂湯咳而腰背痛甚則咳涎者屬腎經用麻黄附子細辛湯咳而遺尿者屬膀胱用茯苓甘草湯咳而腹滿不欲食面腫氣逆者屬三焦用異功散若咳嗽流涕外邪傷肺也先用參

蘇飲喘嗽面赤心火刑肺也用人參平肺散及六味地黃丸嗽而吐青綠水肝木乘脾也用異功散加柴胡桔梗嗽而吐痰乳脾肺氣傷也用六君子加桔梗若嗽唾膿痰者熱蘊於肺而成肺癰也用桔梗湯凡風邪外傷法當表散而實腠理其用下藥非邪傳於內及胃有實熱者不宜輕用面色白脉短濇者肺之本症也易治面色赤脉洪數者火刑金也難治

治驗

一小兒潮熱煩渴大便乾實氣促咳嗽右顋色赤此肺與大腸有熱用柴胡飲子一服諸症頓退後又發搐咬牙頓悶此肝脾氣血虛也用四君芎歸鈎藤鈎而愈

一小兒咳嗽惡心鼻塞流涕右顋青白此脾肺氣虛而外邪所乘也先用惺惺散咳嗽頓愈但飲食不思手足指冷此外

邪雖去而元氣尚虛也當調補脾土而生肺金遂用六君升麻治之而愈大凡外邪所侵而痰涎壅塞也宜表散之外邪既去而喘嗽未愈或更氣促肺氣虛也屬形病俱虛須用六君子之類調補脾土以生肺金為善設逕補肺氣則反益其邪況肺乃脆嫩之藏而司腠理以脾為母若腠理不密風邪外侵蘊結於肺而變咳嗽諸症乃形氣不足病氣有餘也最難調理設或嘔吐傷其胃氣汗下損其津液必變肺痿肺癰

吳江史萬言子六歲感冒咳嗽發散過度喘促不食痰中有血用桔梗湯而愈後因元氣未復清氣不升大便似痢或用五淋散黃連枳實之類痰喘目劄四肢抽搐變慢風而歿

一小兒傷風咳嗽發熱服解表之劑加喘促出汗余謂脾肺氣虛欲用補中益氣湯加五味子補之不信乃自服二陳桑

皮枳殼而發搐痰湧余仍用前藥加鈎藤鈎而痊

一小兒有哮病其母遇勞即發兒飲其乳亦嗽用六君桔梗桑皮杏仁治之母子並愈

一小兒傷食發熱抽搐嘔吐喘嗽屬脾肺氣虛有熱用六君炒黑黃連山梔而愈

一小兒咳嗽因乳母素食膏粱炙煿所致用清胃散而愈後其母因怒咳嗽脇痛其子亦然母服小柴胡湯子亦隨愈

吳江史萬洲子傷風咳嗽或用散表化痰之藥反加痰盛腹脹面色㿠白予謂脾肺氣虛也用六君桔梗一劑頓愈三日後仍嗽鼻流清涕此復感於風寒也仍用前藥加桑皮杏仁而愈

一小兒發熱咳嗽右腮赤色此肺金有熱用瀉白散而愈次日重感風邪前症復作聲重流涕用參蘇飲加杏仁桑皮而

愈但右顋與頦微赤此心火乘肺也用人參平肺散一劑遂痊

一小兒咳嗽發熱右臉赤色作渴煩悶倦怠少食肚腹作脹此風邪傷肺飲食傷脾先用六君桔梗杏仁柴胡一劑諸症少愈後去杏仁柴胡又一劑而安

一小兒發熱右臉赤咳嗽痰盛余謂風邪蘊結於肺而痰作也用二陳加桑皮杏仁桔梗治之將愈自用發散降火之劑風痰不退發熱益甚余曰此脾肺俱虛也用五味異功散加桔梗四劑漸愈又用六君子湯而愈

一小兒三歲痰涎上湧氣喘胸滿大便不實睡而露睛手足指冷此屬形病俱虛也用六君桔梗一劑諸症稍緩至四劑將愈復傷風寒前症仍作又以前藥加紫蘇杏仁桑皮而安

一小兒傷風咳嗽痰盛雜用化痰等藥寒熱益甚面色或白

或赤此風熱相搏也用牛黃清心丸一服又六君桔梗二服而痊

麥煎散治夾驚傷寒吐逆壯熱表裏不解氣粗喘急面赤自汗或狂語驚叫或不語自汗又治癮疹搔痒往來潮熱或時行痳痘餘毒未盡痰涎咳嗽或變驚風手足搐搦眼目上視或傷風頭疼並宜服之

滑石　地骨皮　赤芍藥　石膏　白茯苓

杏仁　人參　知母　甘草　葶藶子炒，各半兩

麻黃去節，一兩半　小麥五六十粒

右爲末每服一錢麥子煎湯調下若久嗽傳於五臟或唾痰涎或厥冷驚悸甚則目眶腫黑白睛色赤用生地黃黑豆濕研或合掩目眶上服麥煎散久嗽成癇服散癇之藥

小青龍湯治傷寒表不解惡寒體熱心下停水乾嘔咳嗽喘急或肺脹胸滿鼻塞清涕噯逆氣喘仲景所謂表不解心下有水氣乾嘔發熱而咳或渴或噎或小便不利或小腹脹滿此湯主之

麻黃去節　赤芍藥　半夏湯炮各七錢　細辛　乾薑炮

甘草炙　桂枝各三錢　五味子半兩

右每服二錢水煎

理中湯治脾胃虛寒胸膈痞滿或心腹疼痛痰逆嘔吐飲食減少氣短羸困或霍亂吐利手足厥冷不喜飲水者

人參　白朮　乾薑炮各等分　甘草炒減半

右每服三錢水煎熱服或研末白湯調下

惺惺散治外感風寒鼻塞痰嗽發熱

桔梗　細辛　人參　白术　甘草　瓜蔞根　白茯苓

右爲末每服二錢入薄荷五葉水煎服

參蘇飲治感冒發熱頭疼傷風咳嗽傷寒嘔吐胸膈不利痰飲凝結

紫蘇　前胡　陳皮　半夏炮七次　乾葛　茯苓

枳殼炒　桔梗各三錢　甘草一錢　人參三錢

右爲末每服一二錢薑棗水煎服

保肺湯治肺胃受風熱痰盛欬嗽喘吐不止及治久嗽不愈

山藥　白茯苓　紫蘇葉各一錢　白蒺藜去刺炒一錢　藿香五分

百部六分　黃芩　防風　杏仁去皮尖炒各一錢　百合五分

五味子一錢　桔梗一錢

右水煎食後服

天麻防風丸治驚風咳嗽身體壯熱多睡驚悸手足抽掣精神昏憒痰涎不利及風邪溫熱

天麻　防風　人參　辰砂　雄黄　麝香　甘草炙各二錢半

全蝎炒　僵蚕各半兩炒　牛黄　一方有膽南星無麝香

右爲末煉蜜丸桐子大每服一二丸薄荷湯下

麻黄湯治太陽症頭疼發熱身頭惡風無汗喘滿脉浮緊八九日不解當發汗汗已煩悶瞑目者必衄衄乃解所以然者陽氣重故也

甘草半兩　麻黄去節一兩半　桂枝一兩　杏仁去皮三十五個

右每服三錢水煎

柴胡石膏湯治時行瘟疫壯熱惡風頭疼體疼鼻塞心胸煩滿寒熱往來咳嗽涕唾稠粘

桑白皮　黄芩各二錢半　升麻二錢　石膏　前胡

赤芍藥　乾葛　柴胡各五錢　荊芥穗三錢

右爲末每服一二錢薑二片淡豉十粒水煎

葶藶丸治脾熱薰肺或傷風咳嗽面赤痰盛身熱喘促

葶藶子隔紙略炒　防已　黑牽牛略炒　杏仁去皮尖雙仁炒另研膏

右爲末研入杏膏拌勻取蒸棗肉搗和丸麻子大每服五七

丸淡薑湯下量兒加減

黄芩半夏生薑湯治膽腑欬嘔苦水若膽汁

黄芩　生薑各一錢　甘草炙

芍藥各六錢　大棗二個　半夏一錢五分

右水煎服

甘桔湯治心臟咳咳而喉中如梗狀甚則咽腫喉痹

粉草一錢　桔梗一錢

右水煎食後服

芍藥甘草湯治小腸腑欬欬而失氣

芍藥　甘草炙各一錢

右水煎服

升麻湯治脾臟咳咳而右脇下痛痛引肩背甚則不可以動動則欬涎方見傷寒

烏梅丸治胃腑咳咳而嘔嘔甚則長蟲出

烏梅三十個　細辛　附子製　桂枝　人參　黄柏各六錢

乾薑一兩　黄連一兩　當歸　蜀椒各四兩

右爲末用酒浸烏梅一宿去核蒸之與米飯擣和丸桐子大

每服十丸白湯下

赤石脂禹餘糧湯治大腸咳咳而遺屎

赤石脂　禹餘糧各二兩打碎

右每服二錢水煎

麻黃附子細辛湯治腎臟咳咳則腰背相引而痛甚則咳涎又治寒邪犯齒致腦齒痛宜急用之緩則不救

麻黃　細辛各二錢　附子一錢

右每服一錢水煎

茯苓甘草湯治膀胱咳咳而遺溺

茯苓二錢　桂枝二錢半　生薑五大片

右每服二錢水煎

牛黃淸心丸方見急驚　瀉白散方見肺癰

二陳湯方見吐嗽　補中益氣湯方見虛羸

小柴胡湯方見痙症　　桔梗湯方見肺癰

四君子湯　　六君子湯

清胃散　　異功散四方並見內釣

地黃丸方見腎臟　　五苓散方見五淋

人參平肺散方見夜啼　　白餅子方見發搐

百晬內嗽

百晬內嗽者，名乳嗽，甚難調理，當審其虛實。若氣粗痰盛，口瘡眼熱，先用比金丸；嘔吐驚悸，困倦自汗，用補肺散；驚嗽用琥珀散；乳嗽用天麻丸；若脾胃內熱，用抱龍丸；風邪外感者，用惺惺散。痰熱既去而氣粗痰盛，或流涎者，脾肺氣虛也，用異功散加桔梗；口瘡眼熱，大便堅實者，用三黃丸；大便不實者，用白术散；若嘔吐不乳，困倦自汗，或自利腹脹者，脾胃氣虛也，用六君子

加柴胡若驚悸困倦痰盛不乳者心脾血虚也四君子加芎歸酸棗仁或因乳母食五辛厚味致兒爲患者仍叅喘嗽諸症

治驗

一小兒外感風邪服表散之劑汗出作喘此邪氣去而脾肺虚也用異功散而汗喘止再劑而乳食進

一小兒咳嗽服抱龍丸反吐瀉不乳腹脹發熱用六君子湯母子並服而瘥後因母飲酒仍嗽用清胃散加麴蘗母服而子亦愈

一小兒患嗽或用清痰等藥反吐乳發熱搐搦腹脹此脾胃復傷而内虚熱也用異功散加鈎藤鈎漸愈又用前藥加當歸而安

一小兒患咳嗽服牛黄清心丸加喘促腹脹此脾肺氣虚也

用六君子湯頓愈

補肺散一名阿膠散　治肺虛惡心喘急久患咳嗽有痰

阿膠一兩半炒　鼠粘子炒　馬兜鈴各半兩

杏仁七粒　糯米一兩　甘草三分

右每服一錢水煎服

天麻丸　治未滿百晬咳嗽不止

天麻　蟬蛻　白僵蠶炒　人參　川芎　甘草　辰砂

天竺黃各二錢　牛膽南星　白附子　砒　雄黃

金箔五片　鵬砂五分

右為末蜜丸芡實大金箔為衣每服一丸用薄荷湯下

愚按前方乃金石大毒之劑不可輕用況百晬小兒多是乳母飲食厚味或母有肺病傳兒昔一婦人服截瘧丹內有砒

者兒飲其乳良久子母昏憒遍身發赤翌日方甦又一婦人亦服前藥其子吐瀉大作大人尚不能勝况小兒乎凡服砒石之藥中毒遍身發赤昏瞶或吐瀉者急灌醋碗許即甦小兒數滴足矣

琥珀散治急慢驚風涎潮昏冒目瞪驚搐內釣腹痛或驚癇時發

辰砂一錢 琥珀 牛黃 僵蠶炒去絲嘴 牛膽南星 全蝎 白附子 代赭石 天麻 乳香 蟬殼各一錢

右為末每服一二分白湯調下

黃芩清肺飲治肺燥而小便不通

黃芩一錢 梔子一箇打破

右水煎服不利加鹽豉二十粒

異功散 四君子湯

六君子湯　清胃散四方見內釣

白朮散方見積痛　比金丸方見驚癇

三黃丸方見疳症　惺惺散方見咳嗽

抱龍丸方見傷寒　牛黃清心丸方見急驚

作喘

喘急之症有因暴驚觸心者有因寒邪壅盛者有因風邪外客者有因食鹹酸痰滯者有因膏粱積熱熏蒸清道者然喘與氣急有輕重之別喘則欲言不能隘於胸臆氣急但息短心神迷悶耳治法因驚者用雄朱化痰定喘丸佐以天麻定喘飲寒傷肺氣者用小青龍湯風邪傷肺者用三拗湯加減之食鹹酸傷肺者啗以生豆腐熱傷肺氣者當涼肺定喘哮喘喉聲如鋸者梅花飲兼用半夏丸前症多因脾肺氣虛腠理不密外邪所乘

真氣虛而邪氣實者爲多若已發則散邪爲主未發則補脾爲主設與攻其邪則損真氣遲補其肺而益其邪凡喘嗽之症若小便不利則必生脹脹則必生喘要分標本先後先喘而後脹者主於肺先脹而後喘者主於脾蓋肺金司降外主皮毛肺朝百脈通調水道下輸膀胱肺既受邪則失降下之令故小便漸短致水溢皮膚而生脹滿此則喘爲本而脹爲標也治當清金降火爲主而行水次之脾土惡濕而主肌肉土能剋水若脾土受傷不能制水則水濕妄行浸漬肌肉水既上溢則邪反侵肺氣不能降而生喘矣此則脹爲本而喘爲標也治當實脾行水爲主而清金次之苟肺症而用燥脾之藥則金燥而喘愈甚脾病而用清金之藥則脾寒而脹益增觀其症若中氣虛弱者用六君子湯中氣虛寒者前方加炮薑鬱結氣滯者用歸脾湯加

柴胡山梔肝木尅脾土者六君柴胡山梔肺氣壅滯者用紫蘇飲加白术食鬱壅滯者用養胃湯加木香肺中伏熱水不能生而喘者用黄芩清肺飲及五淋散脾肺虛弱不能通調水道者用補中益氣湯及六味丸膏粱厚味脾肺積熱而喘者用清胃散及滋腎丸心火刑金不能生水者用人參平肺散亦用滋腎丸腎水虧虛火爍金小便不利者用六味丸及補中益氣湯肝木乘脾不能相制而喘者用六君柴胡升麻脾胃虛寒臍凸腹脹者用八味地黄丸脾腎虛寒不能攝水如蠱脹者用加減腎氣丸凡虧損足三陰而致喘脹或二便不調及牽引作痛者俱用六味八味加減腎氣等丸治之仍參傷風咳嗽症

治驗

一小兒嘔吐發熱胸痞脇痛作喘發搐因乳母恚怒服加

味逍遥散子服異功散加鈎藤鈎山梔並愈

一小兒痰喘鼻塞用惺惺散而愈後因傷乳服消導之劑痰喘腹脹益甚余謂脾虚不能生肺而痰喘脾氣不能運化而腹脹用異功散而痊

一小兒患喘服發汗之劑汗不出而喘益甚用異功散頓愈又用六君子湯而全愈後復痰喘服下痰丸前症愈甚更腹脹作嘔此脾肺復傷也再用異功散而漸愈半歲後患喘嗽面赤此心火尅肺金用人參平肺散及六味地黄丸而痊

一小兒傷風喘急不能卧復參蘇飲之類不痊余用小青龍湯一劑而愈後復感寒嗽喘益甚服發表之藥手足並冷腹脹少食余謂脾肺俱虚也用六君子加桔梗杏仁而愈

一小兒患喘面赤服牛黄清心丸面色皖白手足不熱余謂

脾胃復傷用六君子湯不半杯而愈又傷風寒而喘而色仍白用五味異功散加桔梗生薑治之頓安

一小兒七歲患前症久之不愈或用下痰等藥連瀉數次飲食不入手足並冷喘急不得臥先用六君桂薑益甚用人參五錢附子一錢二劑少緩又二劑十減三四乃用獨參將愈却用四君子而痊

雄朱化痰定喘丸治因驚發喘逆觸心肺暴急張口虛煩神困

雄黃　硃砂各一錢研　蟬蛻　全蝎少許

白僵蠶　天南星　白附子炮各二錢　輕粉五分

右為末糊丸麻子大每服數丸茶清送下

梅花飲治五臟積熱喉中有痰面色赤白鼻流清涕氣逆喘急目赤咳嗽或因驚夜啼

硼砂　馬牙硝　片腦　人參各一兩

甘草五錢　芒硝　辰砂　麝香各一錢

右各另為末磁器收貯每服半匙麥門冬湯調服氣急喘嗽

桑白皮湯下常服薄荷湯下

天麻定喘飲治喘嗽驚風

天麻　防風　羌活　甘草炒　人參

桔梗　白朮　川芎　半夏麴各等分

右每服二錢水煎服

三拗湯治感冒風邪鼻塞聲重語音不出或傷風寒頭痛目眩

四肢拘倦咳嗽多痰胸滿氣短

麻黃不去節　杏仁不去皮尖　甘草生用各等分

右每服二三錢薑水煎服

半夏丸治肺氣不調咳嗽喘滿痰涎壅塞心下堅滿及風痰嘔
吐惡心涕唾稠粘

白礬一兩半焙　半夏三兩湯泡七次薑汁製一宿

右爲末生薑自然汁丸赤豆大每服十丸薑湯下

紫蘇飲子治肺受風寒喘熱痰嗽

紫蘇葉　桑白皮　青皮　五味子　杏仁
麻黄　甘草炙　陳皮各二分　人參　半夏各三分

右薑三片水煎溫服

小青龍湯　惺惺散二方見咳嗽
異功散　清胃散
六君子湯　加味逍遥散
歸脾湯五方見內釣　人參平肺散方見夜啼

平胃散方見胃氣虛泠　八味丸即六味丸加肉桂五味子方見腎臟

牛黃清心丸方見急驚　養胃湯方見癃症

黃芩清肺散方見百晬內嗽　五淋散方見五淋

滋腎丸方見發熱　補中益氣湯方見虛羸

六味丸方見腎臟　金匱加減腎氣丸方見腹脹

黃疸

經曰中央黃色入通於脾故黃疸者脾之色也夫人身之神貴於藏而默用見於外則內虛矣其症皆因脾氣有虧運化失職濕熱留於肌膚發而為疸錢仲陽所謂身痛背强二便澁滯遍身面目爪甲皆黃是也小便褐色者難治療法宜固脾為先如專用尅伐寬中滲泄利水之藥則鮮有不至危者矣若初生及百日半年之間不因病而身黃者胃熱胎黃也腹大食上為脾

疳兼作瀉飲冷者用瀉黄散小便不利者茵蔯湯病後發黄肢體浮腫者用白术散清便自調肢冷嗜臥者益黄散身淡黄白者調中丸及補中益氣湯加茵陳身熱膈滿肌膚面目皆黄者加減瀉黄散辨其所以若閉目壯熱多哭不已大小便赤澁口中熱氣者廼妊娠厚味胎毒之候也母子並服生地黄湯仍忌酒麵五辛熱物設不自慎悞傷脾土急則變爲驚風吐瀉緩則肢體浮腫小便不利眼目障閉多成疳疾矣又有脾虚發黄者當於脾胃中求之

治驗

一小兒旬日內先兩目發黄漸及遍身用瀉黄散一服而瘥

一小兒生旬日面目青黄此胃熱胎黄也用瀉黄散乳調服少許即愈後復身黄吐舌仍用前藥而安

一小兒因乳母食鬱而致飽脹噫酸遍身皆黃余以越鞠丸治其母瀉黃散治其子並愈

一小兒患前症服五苓散消食丸之類其黃不退作渴飲湯腹膨少食余謂胃氣虛津液少故喜飲湯脾氣虛故腹脹少食也先用白朮散漸愈又用補中益氣湯而痊

一小兒飲食不調腹脹身黃小便金色雖用治疸之劑作渴飲水余謂胃氣實熱先用瀉黃散二劑其渴頓止用梔子柏皮湯其黃亦退用白朮散而飲食進

茵陳湯治陽明病發熱汗出者此爲熱越不能發黃也但頭汗出至頸而還小便不利渴飲水漿此瘀熱在裡而發黃也或傷寒七八日小便不通腹微滿身黃如橘色者

茵蔯蒿一兩嫩者　大黃三錢半　梔子三枚大者

右每服一錢水煎服

犀角散治黃疸一身盡黃

犀角一兩　茵蔯　葛根　升麻

龍膽草酒炒　甘草　生地黃各半兩　寒水石三錢

右每服三錢水煎服一方瓜蔞根汁和蜜服

小半夏湯治黃疸小便色不變自利腹滿而喘者不可除熱熱去必噦

半夏湯洗七次

右每服二三錢薑三片水煎服

消食丸治胸膈氣痞乳食不消身後黃者方見嘔吐乳

茵蔯五苓散即五苓散加茵蔯每服一錢溫水調下日二服

導赤散二方見五淋　越鞠丸方見天釣

承氣湯　小柴胡湯二方見痓症

調中丸即理中丸方見冷瀉　平胃散方見脾胃虛冷

史君子丸方見蚘蟲　益黄散方見脾臟

地黄湯即濟生地黄湯　白术散方見積滯

四味肥兒丸方見嘔吐　瀉黄散方見脾臟

嘔吐乳

嘔吐皆主脾胃古人謂脾虛則嘔胃虛則吐是也嘔者有聲無物吐者有物無聲也盖乳哺過飽則胃不能受而溢出斷乳多食睡則脾不能運而作瀉脾胃漸傷疾病纏綿甚至慢驚之患矣若手足指熱喜飲熱湯或睡而露睛皆胃氣虛弱也用異功散若手足指熱飲冷或睡不露睛屬胃經實熱也用瀉黄散若作瀉少食或小便色赤胃經虛熱也用七味白术散大凡嬰兒

在乳母尤當節飲食若乳母停食亦能致兒吐瀉故不可不慎也

治驗

一小兒傷食嘔吐發熱面赤服消導清熱之劑飲食已消熱赤未退余以爲胃經虛熱用六君升麻柴胡四劑而痊

一小兒傷食嘔吐服尅伐之藥嘔中見血用清熱凉血反大便下血唇色白而或青余謂脾土虧損肝木所乘令空心服補中益氣湯食遠服異功散使涎血各歸其源果愈

一小兒吐酸乳食用四君吳茱萸黄連木香補脾平肝而愈後口中有酸水仍用前藥隨愈後吐苦水而口亦苦用龍膽湯以清肝火四君子湯以補脾土而痊

一小兒吐黄水所食之物悉皆甘味用瀉黄散清其胃火而愈後因停食服尅伐之藥口甘不食形氣殊弱用補中益氣

湯養其中氣而痊

一小兒傷食噯腐用平胃散一服宿滯頓化余云不必多藥但節其飲食自愈不信別用尅滯之藥更加吐瀉以致不救

一小兒傷食發熱面赤抽搐嘔吐氣喘噎痰此飲食傷脾肺氣虛弱所致用六君子湯炒黑黃連山梔各二分一劑頓愈

消乳丸治嘔吐消乳食脉沉者傷食不化也

香附子炒　宿砂仁　陳皮去白

甘草炙　神麯炒　麥芽炒各等分

右爲末米糊丸黍米大每服二十丸薑湯下

又方治百晬內嘔吐乳㚷或大便青色用少婦乳汁一盞入丁香十粒陳皮一錢磁器內煑數沸稍熱空心以綿毬吮服

楊氏消食丸治乳食過多胃氣不能消化

宿砂　橘皮　三稜　蓬术

神麴炒　麥芽炒各半兩　香附炒二兩

右爲末麯糊丸麻子大白湯送下量兒加減

局方觀音散治外感風寒內傷脾胃嘔逆吐瀉不進飲食漸至羸瘦

人參一兩　神麴炒　茯苓　甘草炒　木香

綿黄芪　白扁豆　白术各一錢　石蓮肉去心二錢半

右爲末每服一錢入藿香三葉棗水煎服

香附散治積冷嘔吐

藿香葉　陳皮　厚朴薑汁製各七錢　半夏一兩湯泡七次　甘草炙一錢

右每服三錢薑棗水煎瀉甚加木香肉豆蔻

香薷散治寒溫不適飲食不調或外因風寒暑邪致吐利心腹

疼痛霍亂氣逆發熱頭痛或轉筋拘急或疼痛嘔噦四肢逆

香薷一兩　茯苓　白扁豆炒　厚朴薑汁製各五錢

右每服二三錢水煎加酒半杯冷服立効

竹茹湯治胃受邪熱心煩喜冷嘔吐不止

葛根七錢半　半夏炮半兩　甘草炙三錢

右每服二三錢入竹茹棗許大薑水煎取清汁微冷細細服

加茯苓三錢尤妙

蘇合香丸治傳屍骨蒸殗殜肺痿疰忤鬼氣卒心痛霍亂吐痢

驚癇客忤等症

蘇合香油入安息香膏內　薰陸香另研　龍腦研　木香　白朮

白檀香　丁香　朱砂研水飛　沉香　香附子炒　烏犀屑

蓽撥　安息香另爲末用無灰酒杵膏　麝香研　訶黎勒煨取皮各二兩

右爲末研勻用安息香膏并蜜和丸桐子大井花水空心化服一二丸溫酒亦得更用蠟紙裹彈子大一丸緋絹袋盛當心帶之辟一切邪及治胸膈噎塞腸中虛鳴宿食不消

青州白丸子　治驚風吐乳

天南星三兩　白附子一兩　半夏浸洗七次　川烏頭去皮臍半兩

右用井花水浸曬過次日早晨再換新水春五日夏三日秋七日冬十日晒乾爲末以糯米粉煎粥清爲丸菉豆大薄荷湯調下

瀉白散方見脾臟　　白术散方見積癖

異功散　　六君子湯

四君子湯三方見內鈞　　龍膽湯方見驚風

平胃散方見脾胃虛冷　　補中益氣湯方見虛羸

吐舌弄舌

舌屬心脾二經小兒舌微露而即收者名弄舌此屬心脾虧損用溫胃散補之舌舒長而良久不收者名吐舌乃心脾積熱用瀉黄散主之或兼口舌生瘡作渴飲冷屬胃經實熱亦用前散作渴飲熱屬胃經虛熱用四君子湯食少作渴或大便不實脾胃虛弱也用七味白术散口角流涎或腮頰患屬胃虛風熱也先用人參安胃散次用七味白术散若午後甚者屬血虛也四物多加參术茯苓未應用補中益氣湯及審五臟相勝若因疳瘦所致當參諸疳門

治驗

一小兒弄舌發搐手指不冷余謂肝脾虛熱用異功散加升麻柴胡而愈後傷乳腹脹服尅滯作瀉弄舌手指發熱審乳

母肝火與小柴胡湯加升麻白术治之母子並愈

一小兒乳食過多患吐瀉用大劑異功散加柴胡升麻母子服之而愈後因驚服至寶丹之類發搐弄舌幾至慢驚余用六君子湯加白附子服而愈

一小兒吐舌發熱飲冷額鼻黄赤吐舌流涎余謂心脾實熱用導赤瀉黄二散而愈後復作別服清熱等藥更弄舌余用異功散加鈎藤鈎而安又用六君子湯全愈

一小兒七歲食生冷之物腹痛便秘服峻利之劑連瀉五次噫氣腹痛余謂心脾虚寒用異功散加畺桂木香治之不從反治胃火更加吃逆余仍以前藥加附子一片一服諸症頓退仍去附子又三劑而愈其時同患是症用清胃化痰者殁而手足俱黯

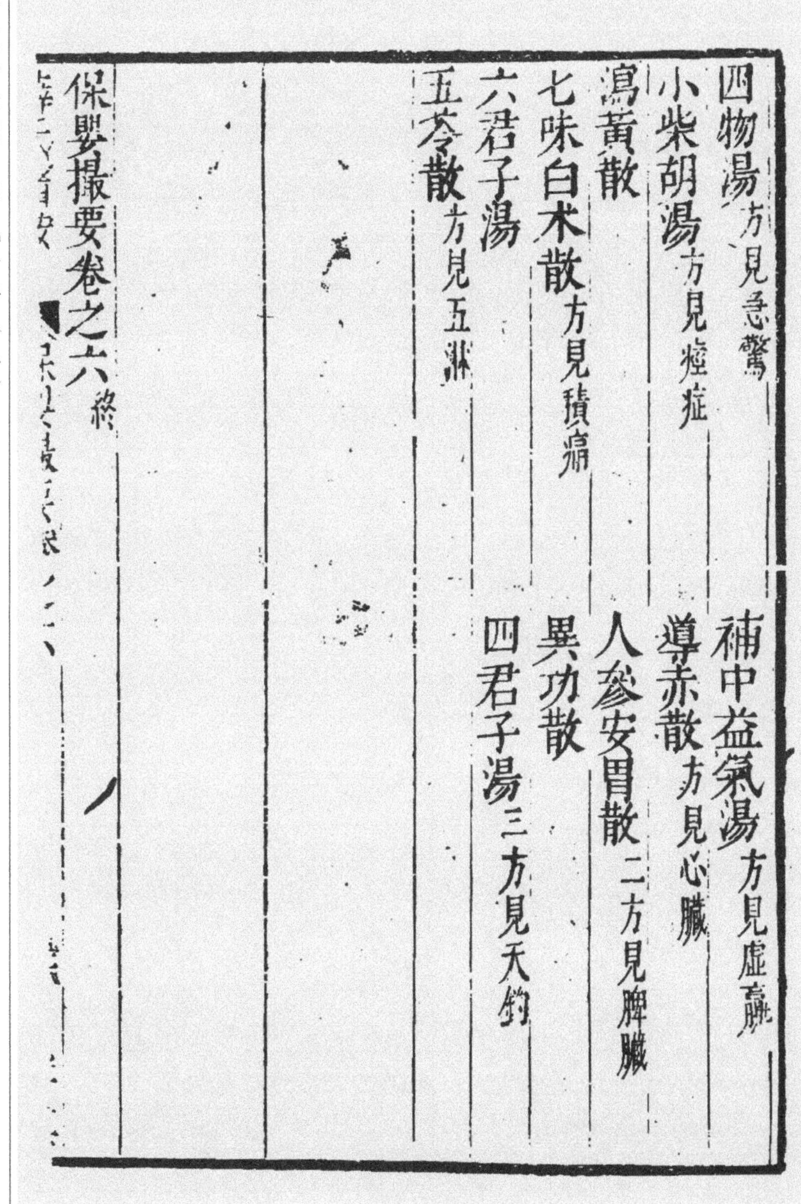

四物湯方見急驚

小柴胡湯方見痙症

瀉黄散

七味白术散方見積痛

六君子湯

五苓散方見五淋

補中益氣湯方見虚羸

導赤散方見心臟

人參安胃散二方見脾臟

異功散

四君子湯三方見天釣

保嬰撮要卷之六終

保嬰撮要卷之七

吳郡薛鎧集　薛　己驗

江　都　吳中珩校

熱吐

經云胃傷則吐小兒熱吐者因多食甘甜炙煿之物或乳母膏粱厚味胃經積熱或夏間暑氣內伏於胃所致若肌肉瞤動煩熱作渴者暑傷胃氣也先用香薷飲次用竹茹湯若吐乳色黃不能受納者胃經有熱也先用瀉黃散次用人參安胃散若吐出酸穢者乳食內停也用保和丸吐乳不消者胃氣弱也用異功散吐而少食腹痛欲按者脾氣虛也用六君子加木香凡諸症當驗其手指熱則胃熱冷則胃寒熱用瀉黃散寒用理中湯不熱不寒異功散調之

治驗

一小兒夏月吐乳手指發熱作渴飲冷口吐涎水余謂胃氣熱廉泉開而涎出也用瀉黃散而愈後復嘔吐另用剋滯之劑口渴飲湯流涎不已余謂胃氣虛寒不能攝涎也用理中丸而愈

一小兒七歲嘔吐不食面白指冷此胃氣虛寒也用理中湯嘔吐頓愈又用六君子湯而痊後傷食腹痛發熱嘔吐流涎先用保和丸一服而痛嘔愈再用四君山梔而涎止

一小兒食凉粉而嘔吐酸物頭痛發熱此内傷兼外感也用人參養胃湯末二錢薑湯調服諸症皆愈惟吐酸涎用太安丸一服而止

一小兒傷食發熱嘔吐酸物手指常冷此胃氣虛寒陰盛隔

陽於外虛熱所致也用保和丸末二錢濃薑湯調服而吐止再用六君子湯加山梔而安

一小兒嘔吐作渴暑月或用玉露飲子之類而愈又傷食吐酸余先用保和丸一服吐止次用五味異功散飲食漸進又用四君子湯而痊

一小兒暑月患吐瀉服香薷飲五苓散之類而止但手足並冷睡而露睛飲食不入腸鳴作嘔欲用清涼之劑余曰此始爲熱終爲寒也當捨時從症用人參理中丸以薑湯化二服病勢始定次用助胃膏漸安又用六君子湯調理而愈

一小兒飲食多即吐余用五味異功散愈之又腹痛嘔吐先服大安丸仍用異功散而愈後症復作另服祛逐之劑吐瀉不食腹中痛甚以手按之則止此脾氣復傷也先用補中益

氣湯加茯苓半夏一劑又用六君子升麻柴胡二劑飲食頗進後食生冷挾驚吐瀉手足並冷脣口搐動用六君鈎藤鈎柴胡而愈

一小兒吐酸作渴飲冷腹痛發熱用人參養胃湯加黃連一劑吐熱稍定又用保和丸一服腹痛頓止後傷食復吐腹脹大便不通用紫霜丸下之尋愈又感冒咳嗽腹脹另服下藥發熱作吐腹脹手足並冷睡而露睛發搐用六君鈎藤鈎而安又用四君加當歸川芎而愈後患吐瀉手足並冷用助胃膏頓痊

一小兒嘔吐發熱用瀉黃散而愈後因乳母飲酒腹脹吐瀉用葛花解酲湯子母服之漸愈大便日去五七次用五味異功散加升麻二劑日去三次乃用四君肉豆蔻而痊

一小兒吐酸發熱用保和丸漸愈又用四君山查神麯而安後因飲食過多嘔吐復作另用下積丸更加作瀉腹脹手足發搐余以爲肝木侮脾用五味異功散加柴胡鈎藤鈎而搐止又用六君子湯飲食漸進而痊

一小兒夏間嘔吐腹痛大便不通服大黃藥而愈又傷食患吐發熱服瀉黃散等藥嘔吐腹痛按之即止面色青黃手足並冷此脾胃復傷而虛寒也用異功散加木香愈之後又傷食腹脹作痛或用消食丸吐瀉並作小腹重墜午後益甚余朝用補中益氣湯夕用六君子加木香而愈

一小兒嘔吐發熱腹痛面赤手熱口乾飲湯按其腹不痛此脾胃氣虛也用異功散加木香乾薑一劑而愈後傷食吐而噯酸腹中作痛按之益甚此飲食內停也用保和丸二服而痊

葛花解醒湯治乳母酒醉後乳兒遺熱為患

白豆蔻　砂仁　葛花各五錢　乾生薑　白朮　澤瀉

神麯炒黃各二錢　白茯苓　陳皮　人參　豬苓　木香五分

青皮三分　右為末每服二錢白湯調服

愚按前湯先哲不得已而用之蓋醉酒耗氣又復辛散重損真陰折人長命可不慎哉

助胃膏治脾胃虛寒吐瀉等症

人參　白朮　白茯苓　甘草炙　丁香各五錢

砂仁四十箇　木香三錢　白豆蔻十四箇　乾山藥一兩　肉豆蔻四箇煨

右為末蜜丸芡實大每服十丸米飲化下

香薷散方見熱吐

竹茹湯

五苓散二方並見五淋

玉露散

補中益氣湯

大安丸

保和丸四方見虛羸

六君子湯

四君子湯二方見天釣

瀉黄散

人參安胃散二方見脾臟

理中丸方見冷瀉

人參養胃湯方見瘧疾

寒吐噦逆

錢仲陽曰：寒吐者，由乳母當風取涼，或風寒客於乳房，其症面目脹顏汗出脉沉遲微寒氣停於胃故胃不納而吐出也噯逆者由胃氣虛甚過服尅伐使清氣不升濁氣不降以致氣不宜通而作也風寒在胃者用理中丸次服釀乳法若嘔吐清涎夾乳小便清利用大安丸若因乳母食厚味用東垣清胃散若乳母飲醇酒用葛花解醒湯飲燒酒服冷米醋三五杯乳母食生冷而致者用五味異功散乳母停食者母服大安丸子服異功散乳母勞役者子母俱服補中益氣湯乳母怒動肝火者用加味逍遙散乳母鬱怒傷脾者用歸脾湯乳母脾虛血弱者用六君芎歸其子亦服三五滴氣血虛而乳熱者子母俱服八珍散仍參熱吐霍亂治之

治驗

一小兒因停食腹痛服疏導之藥而愈後復停食又用前藥

寒熱不食，腹脹厚重，大便頻而少，此脾氣復傷而下陷也。先用異功散加升麻數劑，後重漸愈，再加當歸全愈。後因乳母恚怒，致兒寒熱發搐作嘔，用六君、柴胡、山梔以治其母兼灌其兒並愈。

一小兒因乳母感冒風寒發熱，兒患嘔吐，身發赤暈，用東垣人參安胃散而愈。又咬牙發搐，嘔吐酸腐，待其吐止自安。

一小兒時吐乳食，診其母有鬱怒之症，用加味歸脾湯、加味逍遙散治之而愈。

一小兒七歲，身羸兼吐，少食發熱，面黃。余謂脾臟受傷，用六君、煨薑二劑而飲食進，去薑又數劑而愈。

一小兒吐乳，大便臭穢，目睛緩視，因乳母交感後飲乳所致，用六君、木香、藿香治之而安。

一小兒吐乳不食，手足搐搦，痰涎上湧，手足指冷，額黑唇青

此腎水勝心火也用五味異功散加木香炮薑頻愈去薑又數服而愈

一小兒不時乾嘔不乳腹膨此脾胃虛而將成疳也用四味肥兒丸以治疳四君子湯以健中而痊後傷食吐瀉完穀形氣因憊四肢微搐余曰且勿藥次日吐止但搐而瀉青黃此脾土虛而肝木勝也用六君鉤藤鉤而痊

釀乳法治嬰兒有胎熱症令乳母服之不可遽用冷藥恐損脾胃若加嘔吐必成大患

澤瀉二兩五錢　猪苓去黑皮　赤茯苓　天花粉各一兩半　生地黃二兩　山茵陳去梗　甘草各一兩

右每服五錢水煎食後捏去舊乳服

茯苓半夏湯治嘔穢心下堅痞膈間有水痰眩驚悸

半夏五錢　白茯苓二兩

右每服三錢薑水煎服

二陳湯治痰飲嘔吐惡心或頭眩心悸或中脘不快或因食冷物胃氣不和

半夏　橘紅各五錢　白茯苓三錢　甘草一錢五分炙

右每服二三錢烏梅一箇薑棗水煎服

四味肥兒丸治嘔吐不食腹脹成疳或作瀉不止或食積脾疳目生雲翳口舌生瘡牙齦腐爛發熱瘦怯遍身生瘡又治小便澄白腹大青筋一切疳症

黃連　蕪荑　神麯　麥芽炒各等分

右爲末水糊丸桐子大每服一二十丸空心白滚湯送下

東垣人參安胃散治服峻劑脾胃虛損或成慢驚泄瀉嘔吐腸胃有熱以致前症方見脾臟

東垣清胃散方見内釣

理中丸方見咳嗽

葛花解醒湯方見熱

大安丸即保和丸加白术

保和丸

補中益氣湯三方見虛羸

加味逍遥散

加味歸脾湯

清胃散

六君子湯

異功散

四君子湯六方見內鈎

八珍湯方見寒熱

人參養胃湯方見瘧症

霍亂吐瀉

錢仲陽云吐瀉壯熱不食或乳不消是傷乳也宜白餅子下之後用益黃散和胃若吐瀉身溫不乳大便青白此上實下虛也用益黃散加減治之大凡吐瀉身溫乍涼乍熱氣粗大便黃白吐乳不消此傷風熱也先服大青膏發散後服益黃散和胃若吐瀉身熱多睡能乳吐痰大便黃水胃虛也先用白朮散生津止渴後用大青膏鈎藤飲發散風邪若夏至後吐瀉身熱或吐乳瀉黃此傷熱乳也用玉露散之類凡瀉乳腹痛按之而哭者食積痛也用白餅子下之按之不哭者脾胃氣虛也用五味異功散補之手足指冷者脾氣虛寒也用異功散加木香傷風吐瀉者風木剋脾土也亦用前藥若飲熱乳而瀉黃者濕熱壅滯也用四苓散如不瘉或反甚者元氣復傷也用白朮散瀉而腹中重墜者脾氣下陷也用補中益氣湯若服剋滯之劑而腹中

窄狹者脾氣虛痞也用六君子湯若面黃瀉青脾虛而肝乘之也用六君柴胡升麻木香若多噫瀉黃心脾氣虛也用六君炮薑升麻生下半月旬日內吐者止宜調治其母恐嬰女臟腑脆弱不勝藥餌故也

治驗

一小兒盛暑吐瀉米穀不化或用黃連香薷飲之類腹脹作痛手足指冷此脾氣虛而伏陰在內也用五味異功散加木香治之而愈先君嘗云凡暑令吐瀉手足指熱作渴飲冷者屬陽症宜清涼之劑手足指冷作渴飲熱者屬陰症宜溫補之劑故凡病屬陰症誤用寒涼之藥死後手足青黯甚則遍身皆然於此可驗

一小兒吐瀉乳食色白不化露睛氣喘此脾肺不足形病俱

虛也先用異功散加柴胡桔梗頓愈再用補中益氣湯而安

一小兒吐瀉驚悸困倦腹脹此心火虛而脾土怯也用六君茯神酸棗仁而愈又用秘肯保脾湯乃瘥

一小兒吐瀉驚搐項強乃脾傷而肝侮形氣虛而病氣實也用異功散加鈎藤鈎補脾平肝而愈

一小兒吐瀉呵欠頻悶不語畏明屬脾肺不能生肝腎也用異功散補脾肺地黄丸補肝腎遂瘥

一小兒吐瀉腹脹不乳此脾胃傷也先用香砂助胃膏而飲食進後用六君子湯而脾胃健

一小兒寒熱作嘔飲食不入按其腹則哭此飲食停滯也先用大安丸遂安但唇目抽動大便稀黄此病邪去而脾氣虛弱也用六君子湯以補脾土鈎藤鈎以平肝木悉愈

一小兒白睛多唇色白停食吐瀉困睡驚悸久治不愈余曰驚悸爲心血虛怯困睡爲脾氣虛弱皆稟脾腎不足所致也用補中益氣湯及六味丸加鹿茸而愈

一小兒未週歲氣短喘急乳食少進時或吐乳乃脾傷而食積也先用六君山查枳實漸愈後吐瀉作渴用胃苓膏以治吐瀉白术散以生胃氣而安

一小兒四歲每飲食失節或外驚所忤即吐瀉發搐服鎮驚化痰等藥後患益甚飲食不入藥食到口即嘔余用白术一味和土炒黃用米泔水濃煎不時灌半匙尚嘔次日微嘔又一日不嘔漸加至半杯月餘而愈

一小兒停食吐瀉身熱作渴瀉下紅白或青黃色服香連丸而愈甚兼手足指冷余謂始爲實終爲虛也用補中益氣湯

加木香肉果而愈

一小兒傷食吐瀉大便溏泄或青緑色睡而露睛手足指冷額黑唇青此中氣虛弱寒水侮土也用五味異功散加升麻柴胡木香附子一劑而愈後患吐瀉不已先用胃苓散後用異功散而安

一小兒寒熱嘔吐或瀉青色余謂脾虛肝木所乘也用六君柴胡升麻治之而愈後因驚寒熱寅卯時益甚小便頻數久而不愈此肝火血虛先以小柴胡湯加白术茯苓當歸二劑頻止又用地黃丸而愈

車前子散治暑月霍亂吐瀉煩悶引飲不止小便不利

白茯苓　猪苓　香薷　車前子炒　人參各等分

右爲末燈心湯調下

不换金正氣散治脾胃不和寒熱往來臟腑虛熱霍亂吐瀉

厚朴薑製 藿香 陳皮 半夏 蒼朮米泔浸

甘草炙各等分 右每服二三錢薑棗水煎服

二順散治中暑霍亂吐瀉煩悶燥渴小便赤澀便血肚疼

猪苓 澤瀉 茯苓 白朮 甘草炙 桂 乾葛

杏仁去皮尖雙仁炒各一兩 右為末每服半錢不拘時水調下或水煎服

又釀乳法治胃虛吐瀉睡中吐舌搖頭嘔乳額上汗流驚啼面黃令兒飢飲

人參 木香 藿香 沉香 陳皮 神麴 麥芽各等分

丁香減半 右每服四錢薑十片紫蘇十葉棗三枚水煎每服半盞令乳母食後捏去舊乳方服卧少時却與兒乳

胃苓湯又名胃苓散為末糊丸名胃苓膏治腸胃受濕嘔吐泄瀉

白术　茯苓　澤瀉　厚朴　豬苓　陳皮

甘草炒各等分　桂少許

右爲末每服二錢薑水燈心陳皮煎湯調下若停食吐瀉小便短少腹脹作痛用此以分利之更用六君子湯以調補脾胃

益黄散方見脾臟

理中湯方見咳嗽

助胃膏方見熱吐一名香砂助胃

白餅子方見發搐

白术散方見積痛

釣藤散方見慢驚

玉露散方見

五苓散方見五淋

香薷飲方見嘔吐

定命飲子方見

異功散

六君子湯

四君子湯三方並見內鈞

大青膏方見肝臟

補中益氣湯

大安丸二方見虛羸郎保和丸加白术

香連丸方見諸痢

小柴胡湯方見瘧症

四苓散方見五淋五苓散去桂

雜病

巢氏云小兒魅病者婦人懷娠時有鬼神觸胎所致其狀微利寒熱往來毛髮鬇鬡情思不説宜服龍膽湯又小兒未斷乳母復有胎兒飲其乳羸瘦骨立髮黄壯熱大便不調名魃病又名魃病也用紫霜丸下之益黄散補之令斷乳仍服消乳丸異功散有娠而抱他兒亦致此症海藏云魃病者因母有娠兒飲其乳致病　瘧痢腹大或瘥或發他人相近亦能致之北人有取伯勞鳥羽帶之云可愈者竊謂前症因邪氣所觸而患故用紫霜丸下之若元氣被傷吐瀉諸症者當隨各症治之

益黄散方見脾臟

消乳丸方見調護法

異功散

六君子湯二方見内釣

紫霜丸

龍膽湯二方見噤風撮口

補中益氣湯方見虛羸

冷瀉

湯氏云：冷瀉者，乃脾胃虛寒，水穀不化而泄。錢仲陽云：小兒不能食乳，瀉褐色，身冷無陽也，當用益黄散加減治之。大便清白，口不煩渴，冷積瀉也，理中湯主之。若口鼻吸風寒之氣，脾胃受生冷之食而作者，先用理中湯，後用異功散。命門火衰不能溫蒸中州之氣，故脾胃虛寒者，用益黄散及八味丸。脾胃虛弱者，五味異功散。脾氣下陷者，補中益氣湯。脾氣虛寒者，人參理中湯。寒水侮土者，益黄散。肝木乘脾者，四君加柴胡散。手足並冷者，加木香、乾薑。治者審之。

治驗

一小兒瀉利青白手冷面青或時吃逆余用人參理中湯更加腹痛仍以前湯加木香乾薑二劑稍緩又以五味異功散加木香漸愈又用五味異功散加升麻調理而痊

一小兒腹痛作瀉飲食不化小腹重墜用補中益氣湯加乾薑爲末每服錢許米飲調日二三服旬餘稍愈又以五味異功散爲末米飲調服旬餘漸愈又以四君子湯而痊

一小兒泄瀉腹痛手足並冷唇青額黑余謂寒水侮土用益黃散痛止再用六君乾薑漏蘆子母服之頓止又用人參理中湯而痊

一小兒久瀉兼脫肛小腹重墜四肢浮腫面色痿黃時或兼青諸藥到口即嘔吐審乳母憂鬱傷脾大便不實先用補中

益氣湯五味異功散及四神丸調治其母不兩月子母並愈

一小兒患瀉乳食不化手足指冷服消乳丸食乳即瀉余用五味異功散加木香母子服之而愈後時搐唇口搐動用異功散加木香鈎藤鈎補脾平肝而痊

一小兒泄瀉手足發搐痰涎上湧手足指冷額黑唇青用五味異功散加木香炮薑補心火救脾土而愈

一小兒年十四患泄瀉小腹重墜飲食甚少先用六君子湯送四神丸數劑瀉漸止飲食稍進又用補中益氣湯數劑下墜漸愈後因勞發熱自劑而起饑則熱甚用六君炮薑治之稍安又用加味歸脾補中益氣二湯而痊

人參理中湯

人參　白朮炒　乾薑炮　甘草炙，各等分

右每服一二錢水煎蜜丸即人參理中丸加附子即附子理中湯

益黄散方見脾臟

理中湯方見咳嗽

四君子湯

六君子湯

五味異功散二方並見内釣

補中益氣湯方見虛羸

八味丸方見腎臟即六味丸加肉桂五味子

四神丸方見驚瀉

熱瀉

湯氏云小兒熱瀉者大便黄赤有沫乃臟中有積或蘊熱所致若小便赤少口乾煩躁當用四苓散熱甚者四逆散右腮色赤

飲冷胃經實熱也用瀉黃丸惡冷喜熱胃經虛熱也用白朮散右腮及額間俱赤心脾兪熱也用瀉黃散加炒黑黃連若左頰右腮俱赤肝火乘脾土也用四君子湯加柴胡若兒暴傷乳食用保和丸乳母尤當忌厚味節飲食若乳母停食所傷致兒吐瀉等病當治其母大抵始病而熱者邪氣勝則實也終變爲寒者眞氣奪則虛也久病而熱者內眞寒而外假熱也久瀉元氣虛寒當參前症治之

治驗

一小兒夏間食粽傷胃吐而腹痛余用保和丸彼以爲緩另用重劑吐瀉並作腹痛益甚按其腹却不痛余曰此食已消而脾胃虛也當溫補之仍行消導昏憒發搐余用異功散加木香治之漸愈後復傷食另用去積丸吐瀉不食手足並冷

睡而露睛，變爲瘧疾，余用六君木香炮薑治之而愈。

一小兒瀉而大便熱赤，小便澁少，此熱蘊於內也。先用四苓散加炒黄連一劑，其熱頓退，又用白术散去木香二劑，熱渴頓止，以四君升麻調理而痊。

一小兒食炙煿甘甜之物，常作瀉，大便熱痛，小便赤澁，此膏粱積熱所致。用四苓散、清胃散各四服，諸症稍退，乃用四味肥兒丸而瘥。

一小兒九歲，食炙煿之物作瀉，飲冷，諸藥不應，肌體消瘦，飲食少思。余用黄連一兩，酒拌炒焦爲末，入人參末四兩，粥丸小豆大，每服四五十丸，不拘時白湯下，服訖漸愈。又用五味異功散加升麻，服月餘而瘥。後不戒厚味，患疳積消瘦，少食發熱作渴，用九味蘆薈丸爲主，以四味肥兒丸爲佐，疳症漸

退却以四味肥兒丸爲主以五味異功散爲佐而痊後又不禁厚味作瀉飲冷仍服肥兒丸異功散而愈

一小兒停食泄瀉服消痞清熱之劑不應余謂脾腎虚用二神丸治之不信仍服前藥形體骨立復求治用四神六味二丸治之尋愈停藥數日飲食漸減泄瀉仍作至十七歲婚姻瀉渴頓作用前藥治之無効乃用補中益氣湯八味丸而愈

一小兒因母怒氣停食患泄瀉服消導之劑更加吐乳先用養胃湯加炒黑黄連一錢吴茱萸三分木香四分治其母子亦灌一二匙悉愈後母傷食患血痢腹痛其子亦然治以四君子加前三味母子俱服因惑於人言但令母服子另服治痢之藥加作嘔不乳手足並冷余用五味異功散加木香炮薑漏蘆母子並服而愈

一小兒患瀉身熱作渴瀉下穢氣此爲內熱而瀉也用香連丸一服而愈後患瀉服黃連香薷飲益甚余用六君木香肉果而愈

一小兒患瀉作渴飲冷手足並熱睡而露睛此爲熱瀉用黃芩湯一劑而愈又用白术散二服而安

一小兒患瀉面赤飲冷小便赤色先用四苓散香連丸各一服而便利勢減又用異功散加木香黃連各二分吳茱萸一分二服而瘉

一小兒瀉而腹痛按之不痛用異功散加升麻而愈後復瀉服消乳丸益加腹痛余謂脾氣傷也復用異功散加木香而痊

一小兒吐瀉腹痛睡而露睛小腹重墜手足並冷先用六君升麻乾薑四服而痛墜愈又用異功散加升麻木香而悉愈

後又傷食腹痛別服祛逐之劑虛症悉具余用理中丸六君子湯而尋愈但噫氣下氣口角流涎此脾胃虛寒也儀用理中六君子二湯而愈

黃芩湯治下痢頭痛胸滿口乾或寒熱脇痛不時嘔吐或脈浮而弦

黃芩一兩五錢　芍藥　甘草炒各一兩

右每服二三錢薑水煎嘔加半夏二錢

玉露散治吐瀉黃色

寒水石　石膏各半兩　甘草一錢

右為末每服半錢白滾湯調服

四味肥兒丸方見嘔吐

異功散方見內釣

二神丸

四神丸二方見鶩瀉

八味丸即六味丸加肉桂五味方見腎臟

調中湯即理中湯方見咳嗽

白术散方見積痛

四苓散即五苓散去桂方見五淋

四逆散方見積滯

胃苓湯方見吐瀉

養胃湯方見瘧症

清胃散

四君子湯

六君子湯三方見內釣

保和丸方見虛羸

香連丸方見諸痢

食瀉

東垣云傷食則惡食小兒食瀉者因飲食傷脾脾氣不能健運故乳食不化而出若噯臭吞酸胸膈脹滿腹痛按之益痛者雖作瀉而所停滯之物尚未消也用保和丸腹痛按之不痛者乳食已消也用異功散脾氣傷而未復不思飲食者用六君子湯所傷生冷之物及喜熱者並加木香乾薑乳食已消腹痛已止瀉尚未止者脾失清升之氣也用補中益氣湯餘有別症當參各門

治驗

一小兒泄瀉不食噯腐酸氣用平胃散一服而瀉止又用五味異功散而飲食增後復傷吐瀉喘嗽手足指冷面色黃白余謂脾虛不能生肺也用六君升麻柴胡而愈

一小兒傷食作瀉發熱服寒凉藥熱甚作嘔此胃經虚熱也先用四君升麻而嘔止又用白术散而安

一小兒乳哺失節泄瀉腹痛自用藥下之反加痰搐又服化痰止搐之藥而痰搐益甚睡而露睛手足微冷余以謂脾胃已虚而重傷之也用異功散加木香鈎藤鈎毋子並服三日而痰搐止五日而瀉痛除

一小兒傷食瀉青發搐余謂肝木勝脾也用六君木香鈎藤鈎而愈後傷食腹痛别用消食丸唇額頰黑瀉益甚此脾氣虧損寒水反來侮土也用六君木香乾薑而痊

一小兒面色痿黄傷食作瀉面色頻白氣喘痰湧余謂脾肺氣虚下陷法當升補彼不信别服清氣化痰之藥虚症蜂起余先用補中益氣湯一劑諸症頓退又用五味異功散而痊

一小兒泄瀉兩寸脉或短或伏用補中益氣治之頓愈余見患前症不服此藥而危者多矣惜哉

一小兒飲食後即瀉先用六君升麻神麴山查而止又用五味異功散加升麻而痊後傷食吐瀉腹痛用保和丸二服又用異功散調補脾氣而安

一小兒傷食作瀉腹脹四肢浮腫小便不利先用五苓散加木香旬餘諸症漸退又用五味異功散爲主佐以加減腎氣丸又旬日二便調和飲食漸進浮腫旋消乃以異功散調理而愈

一小兒十三歲傷食作瀉服剋伐之劑胸腹膨脹手足並冷余謂當調補中氣不信後見睡而露睛唇口搐動乃用六君木香鈎藤鈎至四劑搐動頓止又二劑飲食加進以五味異功散加升麻柴胡胸寬瀉止而愈

調中湯治傷乳食瀉後脾胃虛嗽吐瀉

人參　伏苓　白朮　木香　乾薑　藿香

香附炒去毛　縮砂仁　甘草炙　丁香各等分　右水煎食前

香橘餅治傷冷積瀉

木香　青皮各一錢　陳皮二錢五分　厚朴　神麯　麥芽炒各一錢

右爲末蜜丸爲餅每服一枚米飲調下

保安丸治傷食瀉

白殭蠶炮　青皮去穰　陳皮去白　三稜炮　蓬朮炮

甘草炒各五錢　砂仁　香附各一兩

右爲末用麥芽米糊丸菉豆大每服二三丸白湯下

四君子湯

六君子湯

異功散三方並見內釣

白术散方見積痛

平胃散方見胃氣虛冷

白餅子方見發搐

消食丸方見嘔吐乳

補中益氣湯

保和丸加白术名保和湯二方見虛羸

胃苓散即五苓散平胃散合用薑棗煎服又名胃苓湯

金匱加減腎氣丸

驚瀉

小兒驚瀉者肝主驚肝木也盛則必傳尅於脾脾土既衰則乳食不化水道不調故泄瀉色青或兼發搐者蓋青乃肝之色[illegible]

乃肝之症也亦有因乳母脾虚受驚及怒動肝火而致者經曰怒則氣逆甚則嘔血及飧泄法當平肝補脾慎勿用峻攻之藥脾氣益虚肝邪彌甚甚至抽搐反張者亦肝火熾盛中州虧損之變症也凡見驚症即宜用四君六君異功散等方加白附子定風柴胡平肝引經以杜漸則必不至瀉搐而自安矣今已見瀉吐驚搐尚不知補脾平肝以保命抱龍鎮驚等藥治之其亦去生遠矣

治驗

一小兒因驚久瀉面色青黄余謂肝木勝脾土也朝用補中益氣湯夕用五味異功散加木香子母俱服而愈

一小兒泄瀉驚搐其母面青脉弦先用小柴胡湯加木香漏蘆一劑次用四君木香鈎藤鈎山梔母子同服而愈

一小兒因其母被驚患瀉服藥傷胃反致吐乳余用五味異

功散炒黑黃連木香治其母時灌子一二匙俱愈後母因鬱怒停食下痢嘔吐腹痛其子昏憒不食以六君子湯加車前子黃連木香母子俱服而安

一小兒久瀉青色腸鳴厥冷余曰此驚泄也脾土既虧則肝木來侮須溫脾平肝然後可愈彼以爲迂自用治驚等藥腹脹重墜小便不利四肢浮腫始信前言重復請治余先用五味異功散加升麻柴胡數劑諸症稍可又以補中益氣湯數劑飲食少加又因傷食夾驚吐瀉發搐復用異功散加柴胡鈎藤鈎四劑諸症稍退又傷風咳嗽腹脹作瀉或用發散解利之劑手足逆冷睡中發搐余謂此脾土虛而肺金受症重傷真氣故也用異功散加紫蘇一劑以散表邪次以補中益氣湯加茯苓半夏調補真氣而痊

一小兒因驚吐瀉腹脹先用六君木香柴胡治之稍可又以五味異功散而愈後因驚搐痰甚或用鎮驚化痰之藥倦怠不食而泄益甚先用異功散加木香鈎藤鈎四劑而愈

四神丸治脾虛胃弱大便不實飲食不思或泄痢腹痛

肉豆蔻二兩　補骨脂四兩　五味子二兩　吳茱萸一兩

右爲細末用紅棗六十五枚生薑六兩用水二鍾煮乾取棗肉和丸如桐子大每服五六十丸白湯送下或化服

二神丸

補骨脂四兩　肉豆蔻二兩生用

右爲末用紅棗四十九枚生薑四兩用水一鍾煮乾取棗肉和丸桐子大每服二三十丸白湯下

朱君散治吐瀉後有此症并糞青者宜服之即四君子湯加辰

砂　麝香　燈心　鉤藤鉤爲末每服一錢白湯調下方見內釣

太乙丹常服安神鎮驚止夜啼

桔梗炒一兩　藿香葉　白藊豆炒各半兩　白芷　川芎各二錢

右爲末蜜丸芡實大辰砂爲衣每服一丸薄荷湯磨下薑青者棗湯下夜啼燈心鉤藤湯下加白朮茯苓白芍藥尤妙

補中益氣湯方見虛羸

六君子湯

五味異功散二方並見內釣

小柴胡湯

至聖保命丹二方並見痙症

八味丸即六味丸加五味肉桂方見腎臟

諸痢

錢仲陽云瀉痢黄赤黑皆熱也瀉痢青白米穀不化皆冷也東垣云白者濕熱傷於氣分赤者濕熱傷於血分赤白相雜氣血俱傷也海藏用四君芎歸治虚弱之痢四君乾薑治虚寒之痢余嘗治手足指熱飲冷者爲實熱用香連丸手足指冷飲熱者爲虚寒用異功散送香連丸若兼體重肢痛濕熱傷脾也用升陽益胃湯小便不利陰陽不分也用五苓散若濕熱退而久痢不愈者脾氣下陷也用補中益氣湯倍加升麻柴胡瀉痢兼嘔或腹中作痛者脾胃虚寒也用異功散加炮薑木香或變而爲瘛者肝尅脾也用六君升麻柴胡鈎藤鈎若積滯已去痢仍不止者脾氣虚也用四君子送下香連丸若因乳母膏粱厚味六淫七情致兒爲患者當各推其因仍兼治其母并參冷熱瀉及積滯腹痛等症覽之

治驗

一小兒下痢赤白裏急後重腹痛用香連丸而痊後傷食復變痢欲嘔少食用五味異功散加木香三分黃連二分吳茱萸一分數劑而愈

一小兒患痢口乾發熱用白术散煎與恣飲時以白术散送香連丸而安

一小兒久痢裏急後重欲去不去手足並冷此胃氣虛寒下陷也用補中益氣湯加木香補骨脂倍加升麻柴胡而愈

一小兒久痢作渴發熱飲湯用白术散為主佐以人參三兩黃連一兩炒黑為丸時服數粒盡劑而痊

一小兒作瀉不乳服剋伐之劑變痢腹痛後重余用補中益氣湯送香連丸又用香砂助胃膏六君子湯而愈

一小兒傷乳食不時嘔吐雜用消導之藥變痢不止先用六君木香漸愈後用七味白术散而痊

一小兒傷乳食吐瀉變赤痢後重腹痛先用香連丸而愈又乳食過多腹痛先用保和丸一服痛止又用五味異功散加木香二劑而愈

一小兒下痢腹痛陰冷小便短少用五味異功散加肉豆蔻頓愈復作嘔吐噫酸或用巴豆之藥連瀉五次飲食頓減手足並冷余用五味異功散加木香乾薑飲食少進倍用乾薑又四劑手足溫而痢亦痊

一小兒痢後腹脹作嘔大便不實小便不利諸藥不應余先用五味異功散加木香肉果數服二便少調又數劑諸症少愈用八味丸補命門之火腹脹漸消用金匱加減腎氣丸諸

症頓退又用四君升麻柴胡而全安

一小兒患痢喘嗽不已此肺氣虛也用六君子加木香爲末每服錢許以人參陳米煎湯調服即睡乳食少進又二服而喘嗽頓安乃用四君子湯而痊

石蓮散治小兒噤口痢嘔逆不食

蓮肉心去　爲末每服一錢米飲調一方山藥末米飲調

胃風湯治風冷客於腸胃乳食不化泄瀉腸鳴腹滿而痛或下如豆汁或瘀血日夜無度

白芍藥　白朮　肉桂　人參　當歸　川芎　茯苓

右爲末每服二錢入粟米水煎空心熱服

香連丸

黃連十兩用吳茱萸五兩水拌濕入磁器頓滾湯中半日炒焦黑　木香二兩

右爲末丸如赤豆大每服二三丸白湯下

地榆飲治冷熱痢腹痛下痢赤白頻併

地榆三分 甘草 赤芍藥炒 枳殼各二分 右水煎服

黄連解毒湯治時疾三日汗已解若煩悶乾嘔口燥呻吟發熱不臥

黄連炒三錢 黄栢炒半兩 梔子炒四枚 黄芩炒二錢

右每服二三錢水煎未效再服亦治熱痢

湯氏異功散止渴消若生津

澤瀉 猪苓去皮三錢 陳皮二錢半 白术 茯苓 人參各五錢 辰砂一錢

右爲末蜜丸芡實大每服一丸燈心竹葉湯化下

升陽益胃湯

黄芪二錢 半夏 人參 甘草炙各一錢 獨活 防風

白芍藥　羌活各五錢　陳皮　茯苓　柴胡　澤瀉各三分　白术　黄連炒一錢

右水二鍾薑三片棗二枚煎四分食遠服

五苓散方見五淋

愚按前症若津液偏滲於大腸大便瀉而小便少者宜用此藥分利若陰陽已分而小便短少者此脾肺虚而不能水也宜用補中益氣湯加麥門五味虚火上炎而小便赤少者此肺氣受傷而不能生水也用六味地黄丸料加麥門冬五味不可驟以小便不利而用滲泄之劑也

四君子湯

六君子湯

五味異功散三方見内釣

補中益氣湯

保和丸二方見虛脹

香砂助胃膏方見熱吐

白朮散方見積痛

八味丸方見腎臟六味丸加肉桂五味子

金匱加減腎氣丸方見腹脹

瘧

經曰夏傷於暑秋必痎瘧其證先起於毫毛伸欠乃作寒慄鼓頷腰脊俱痛寒去則內外皆熱頭痛如破渴欲冷飲蓋邪氣并於陽則陽勝并於陰則陰勝陰勝則寒陽勝則熱陰陽上下交爭虛實更作故寒熱間發也有一日一發二日一發三日一發有間一日連二日發有日與夜各發有上半日發下半日發及

發於夜者有行汗有無汗此其暑也故詳言之各分六經五臟及痰食勞暑鬼瘴之不同邪中三陰者各異如足太陽之瘧令人腰痛頭重寒從背起先寒後熱熇熇暍暍然熱止汗出難已足少陽之瘧令人身體解㑊寒不甚熱不甚惡見人見人心惕惕然熱多汗出甚足陽明之瘧令人先寒洒淅洒淅寒甚久乃熱熱去汗出喜見日月光火气乃快然足太陰之瘧令人不樂好太息不嗜食多寒熱汗出病止則善嘔嘔已乃衰足少陰之瘧令人嘔吐甚多寒熱熱多寒少欲閉戶而處其病難已足厥陰之瘧令人腰痛少腹滿小便不利如癃狀非癃也數便意恐懼氣不足腹中悒悒此六經瘧也肺瘧者令人心寒寒甚熱熱間善驚如有所見者心瘧者令人煩心甚欲得清水反寒多不甚熱肝瘧者令人色蒼蒼然太息其狀若死者脾瘧者令人寒

腹中痛熱則腸中鳴鳴已汗出腎瘧者令人洒淅然腰脊痛宛轉大便難目眴眴然手足寒胃瘧者令人且病也善飢而不能食食而支滿腹大此五臟瘧也痰瘧者胸膈先有停痰因而成瘧令人心下脹滿氣逆煩嘔是也食瘧者是飲食傷脾其人噫氣吞酸胸膈不和是也勞瘧者久而不瘥表裏俱虛客邪未散真氣不復故疾雖間遇勞即發是也暑瘧者其人面垢口渴雖熱已退亦常有汗是也鬼瘧者進退無時是也瘴瘧者感山嵐瘴氣其狀寒熱休作有時是也作於子午卯酉日爲少陰瘧作於寅申巳亥日爲厥陰瘧作於辰戌丑未日爲太陰瘧此所謂三陰各異也久而不愈名曰痎瘧痎瘧老瘧也老瘧不愈結癖於兩脇之間名曰瘧母此先失於解散或復外感風寒內傷飲食故纏綿不已也治法風暑之邪從外而入宜解散之解表後

即宜扶持胃氣故丹溪曰無汗要有汗散邪爲主有汗要無汗
固正氣爲主驟發之瘧宜解表久發之瘧宜補脾寒瘧宜溫溫
瘧宜和癉瘧宜清挾痰則行痰兼食則消食勞瘧宜安暑瘧宜
解鬼瘧宜祛瘴瘧宜散此亦其畧也更以詳言之則熱多寒少
者小柴胡湯寒多熱少者清脾飲子無汗者桂枝麻黃各半湯
有汗者柴胡桂枝湯渴而小便不利者五苓散熱多汗出腹滿
便閟者大柴胡湯痰瘧者二陳湯加柴胡黃芩甚者加枳實食
瘧者先用大安丸次用異功散勞瘧痎瘧並用補中益氣湯暑
瘧者十味香薷飲鬼瘧者鬼哭散瘴瘧者四獸飲瘧母者鱉甲
飲凡脾胃虛而患瘧者不拘有汗無汗三陰六經悉以六君子
湯爲主熱多加柴胡山梔寒多加乾薑肉桂有汗加黃耆浮麥
無汗加蒼朮葛根元氣下陷及肝木乘脾並加升麻柴胡爲善

若用青皮草果常山等藥以爲攻截良法正氣益虛邪氣愈熾是多延綿不止而爲勞熱者有矣若乳母七情六欲飲食不調或寒熱似瘧肝火熾盛致兒爲患者又當治其乳母斯無誤矣

治驗

一小兒先因停食腹痛服峻厲之劑後患瘧日晡而作余以爲元氣下陷欲治以補中益氣湯不信泛行淸熱消導前症益甚食少作瀉余朝用前湯夕用異功散加當歸月餘而愈

一小兒每午前先寒後熱久不愈用六君子加炮薑丸芡實大每服一丸旬餘而愈

一小兒患瘧兼便血盜汗年餘矣審乳母素有鬱怒寒熱便血朝用加味歸脾湯夕用加味逍遙散兒以異功散加酒炒芍藥爲末每服三四分米飲下月餘母子並痊

一小兒瘧發熱服消導之劑腹脹作嘔四肢浮腫先用五味
異功散加木香諸症頓退飲食頓進後因飲食過多作瀉用
補中益氣湯加木香又用五味異功散而痊
一小兒瘧後腹脹咳嗽倦怠脾肺氣虛用補中益氣湯茯
苓半夏尋愈後傷食發熱如瘧服寒凉之劑更加便血用四
君升麻柴胡便血頓止又用補中益氣湯而愈
一小兒瘧將愈飲食過多腹脹發熱大便不通用消積丸保
和丸異功散尋愈後飲食不節寒熱吐瀉用異功散柴胡升麻愈
一小兒瘧後少思飲食便血發熱腹脹屬脾虛不能統血先
用異功散加升麻柴胡而血止又補中益氣湯飲食頓進仍
用異功散而痊
一小兒瘧後腹脹用五味異功散四味肥兒丸而漸愈用補

中益氣湯而愈後傷食腹脹大便不實小便不利用五味異功散金匱加減腎氣丸而愈

一小兒愈後便濇用補中益氣湯加山梔而小便通因勞發熱不食小便不利用補中益氣五味異功散加升麻柴胡而痊後每勞心寒熱如瘧用補中益氣湯飲食失節如瘧用五味異功散隨愈

一小兒十四歲癰後肚腹膨脹小便不利屬脾腎虛寒朝用補中益氣湯夕用金匱加減腎氣丸而痊畢姻後朝寒暮熱肌體消瘦服滋陰之劑更痰甚發熱腹中作脹小便不利余朝用補中益氣湯夕用金匱加減腎氣丸而愈

一小兒癰疾將愈飲食過多腹脹發熱大便不通用消積丸保和丸異功散調理脾胃而愈後飲食不節寒熱吐瀉先用

胃苓散吐瀉止又用異功散柴胡升麻寒熱愈

一小兒十五歲瘧後發熱吐痰余謂脾氣所變不信反服黃柏知母之類諸症悉具謂余曰胃火盛而滋水其症益甚何也余曰症在脾陰土喜溫和而惡寒濕前所用藥悉屬沉陰復傷其生氣故病愈甚也先用六君柴胡升麻木香四劑諸症頓愈乃佐以異功散加柴胡升麻元氣漸充又朝用補中益氣湯夕用異功散而愈畢婚後發熱如瘧用補中益氣湯寒熱益甚手足並冷另用清熱等藥大便去則小便牽痛小便去則大便先出余謂此陰精已耗而復傷耳乃腎氣虛寒之危症也用大劑補中益氣湯八味地黃丸喜其遠幃幙而得生

柴胡桂枝湯治瘧身熱多汗

柴胡八錢　黃芩三錢　半夏二錢半　芍藥　甘草　桂枝各三錢

右每服二三錢薑水煎

鬼哭散治瘧久不止

常山　大腹皮　白茯苓　鱉甲醋炙　甘草炙各六錢

右入桃柳枝各七寸水煎服

清脾飲子治脾瘧脉弦數但熱不寒或熱多寒少膈滿不食口苦舌乾煩渴小便黄赤大腸不利

青皮炒　厚朴薑製　白术　草果　柴胡　茯苓

半夏炮七次　黄芩　甘草炙各等分右每服二三錢薑水煎服

四獸飲治陰陽相勝結聚涎飲為瘧兼治瘴瘧神効

半夏　茯苓　人參　白术　草果　橘紅各等分　甘草減半

右用烏梅薑棗濕紙裹煨香熟焙乾入藥每服二錢水煎服

鱉甲飲子治瘧久不愈脇下痞滿形容羸瘦腹中結塊時發寒

熱名曰瘧母

鼈甲醋炙　白术　甘草　黄耆　白芍藥　川芎

人參養胃湯　治外感風寒，内傷生冷，寒熱如瘧，或嘔逆惡心，寒瘧加桂枝。

人參　厚朴　蒼术　半夏炮　藿香　草菓仁　茯苓各五錢　甘草　橘紅二錢半

右每服二三錢，薑七片，烏梅一個，水煎熱服。

桂枝麻黄各半湯　治發熱自汗或無汗。

桂枝　白芍藥　生薑　甘草炙　麻黄各一錢　杏仁十粒，炮，去皮尖

右水一鍾，大棗二枚，煎四分，食遠服。

五苓散方見五淋

小柴胡湯

大柴胡湯二方見痙症

二陳湯方見寒吐

大安丸即保和丸加白朮

補中益氣湯方見虛羸

十味香薷飲方見嘔吐乳

六君子湯

加味歸脾湯

加味逍遙散

異功散四方見内釣

保嬰撮要卷之八　　薛氏醫按

吳郡薛鎧集　薛　己驗
江　都　吳中珩校

脱肛

夫肺與大腸相爲表裏，肛者大腸之魄門是也。巢氏云：實熱則大便秘結，虚寒則肛門脱出。此多因吐瀉脾氣虚，肺無所養，故大腸之氣虚脱而下陷也。用補中益氣或四君子爲主。若脱出緋赤或作痛者，血虚而有熱也，用補中益氣湯佐以四物、牡丹皮；微者或作痛者，氣虚而有熱也，佐以四君、牡丹皮。大凡手足指熱者屬胃氣熱，手足指寒者屬胃氣寒。

治驗

一小兒痢後脱肛，飲食少思，面色青黄。余謂脾土虧損，肝木所勝也不信另服消導克滯之劑腹痛膨脹倦怠作嘔余曰脾氣虛甚矣又不信恪服前藥腹益脹重墜四肢浮腫復指治之仍欲克滯余曰腹脹重墜脾氣下陷也先用五味異功散加木香四劑更手足冷又加乾薑四劑而腹脹諸症漸愈後因飲食過多作瀉脫肛用補中益氣湯加木香及五味異功散而愈

一小兒脫肛半載侵晨便泄兩目白多用升補脾氣之劑不應余曰腎開竅於二陰此屬腎虛也用四神地黃二丸及補中益氣湯月餘而愈

一小兒痢久脫肛目睛多白面色漸黃余用補中益氣湯六味地黃丸調補脾腎而痊

一小兒小便先頻數澁滯次下痢脫肛久而不愈余以爲禀

交腎虛用六味地黃丸尋愈後患泄瀉咳嗽聲瘖亦用前丸而瘥

一小兒脫肛用寒凉之藥肢體倦怠飲食少思肛門重墜此脾氣虛而中氣下陷也用補中益氣湯加酒炒芍藥白术茯苓而瘥

一小兒肛門腫痛出血水年餘未愈忽吐血便血皆成紫塊此腸胃積熱用聖濟犀角地黃湯頓止更用金銀花甘草為末白湯調服半載而痊

一小兒脫肛雜用除濕祛風收濇等藥而黃體倦少食便血余欲升補脾氣以攝其血反服四物槐花之類而血益甚更加作嘔余先用四君木香治之形氣漸充便血頓止又用補中益氣湯更以萆麻仁塗頂心而愈

一小兒因咳嗽服化痰等藥或作或徹服滚痰丸更吐瀉手足指冷眉目發搐肛門脫而不赤余朝用補中益氣湯夕用六君子湯治之諸症漸愈但脫肛未入恪服補中益氣湯而愈

一小兒患痢脫肛色赤或痛用補中益氣湯送香連丸而愈後傷食作瀉肛復脫不入仍用前湯更以萆麻仁研塗頂門而愈

澁腸散治小兒久痢腸頭脫出

訶子炮　赤石脂　龍骨各等分

右為末臘茶少許和摻腸頭上絹帛揉入

四神丸方見驚瀉

地黄丸方見腎臟

補中益氣湯方見虚羸

聖濟犀角地黄湯方見便血尿血

濟生犀角地黄湯

四君子湯方見內釣

龍胆瀉肝湯方見疝氣

肛門作痒

小兒肛痒或嗜甘肥大腸濕熱壅滯或濕毒生蟲而蝕肛門若因濕熱壅滯用四味肥兒丸大便秘結者用清凉飲蟲蝕肛門先用化蟲丸後用四味肥兒丸外以雄黃散納肛內若因飢不食蟲無所養而食臟食肛者其齒齦無色舌上盡白四肢倦怠其上唇內有瘡唾血如粟心內懊憹此蟲在上食臟若下唇內有瘡此蟲在下蝕肛門若蝕肛透內者不治諸蟲惟上半月頭向上可用藥追之望後頭向下令患者聞煎食香味蟲頭即向上矣後用藥追之

治驗

一小兒嗜膏粱甘味患痔瘡余謂當禁其厚味急用清胃之藥以治其積熱不從乃用敷藥以治其外更肛門作痒發熱熾益甚肌體骨立飲食少思遂用九味蘆薈丸五味異功散加柴胡升麻尋愈

一小兒肛門作痒耳前後結小核如貫珠隱於肌肉之間小便不調面色青此稟母之肝火爲患用九味蘆薈丸爲主佐以五味異功散加山梔柴胡又以加味逍遥散加漏蘆與母服之而愈

一小兒十三歲肛門作痒或膿出或大便血遍身生瘡發熱作渴腹大青筋用大蘆薈丸五味異功散其瘡漸愈佐以補中益氣湯熱渴漸止肛門悉愈又用異功散爲主佐以補中益氣湯加吳茱萸所製黄連治之而血愈

一小兒十五歲兩目白翳遍身似疥非疥肛門作痒晡熱作渴形體骨立余以爲肝疳之症也用六味地黄丸而痊後陰莖作痒小便澄白服蟠葱散肛門腫痛服大黄等藥肛門脱出作痒不可忍雜用降火之藥不應下唇内生小白瘡余以爲蟲蝕肛門用九味蘆薈丸而愈

一小兒肛門作痒候以爲痔服槐角丸等藥肢體消瘦鼻下濕爛下唇内生瘡此蟲食下部也先用化蟲丸二服乃用五味異功散四劑却用大蕪荑湯四味肥兒丸而痊

一小兒七歲飲食過多即作瀉面色青黄服峻利剋劑余謂當節飲食健脾胃爲善不信後牙齦赤爛肛門作痒服清熱之劑腹痛膨脹復請欲用前劑余曰此元氣虧損虚火上炎也仍不信後腿間黑腐余曰此脾氣大虚肉死而不知痛也

明矣後雖信余已不救矣若初用五味異功散健脾胃為主佐以大蘆薈丸四味肥兒丸清脾濕熱豈有不治之理哉後之患者察之

一小兒肛門作痒屬大腸經風熱用槐角丸而愈

一小兒肛門連陰囊痒出水漓淋屬肝經濕熱也用龍胆瀉肝湯九味蘆薈丸治之並愈

一小兒嗜甘肥肛門作痒發熱作渴雜用清熱之氣腹脹少食鼻下生瘡余謂脾胃濕熱生蟲也不信後下唇內生瘡先用四味肥兒丸諸症漸愈又用大蕪荑湯治之而痊

便血尿血

經云肺朝百脉之氣肝統諸經之血又云氣主呴之血主濡之蓋榮血為水穀之精氣灌溉五藏六腑四肢百骸若脾胃有傷

榮衛虛弱行失常道故上爲衄血吐血下爲尿血便血若外感風邪則血鮮爲腸風内傷則血濁爲臟毒又熱入大腸則大便下血熱入小腸則小便出血然小兒多因胎中受熱或乳母六淫七情厚味積熱或兒自食甘肥積熱或六淫外侵而成若因母食厚味者加味清胃散怒動肝火者加味小柴胡湯憂思鬱怒者加味歸脾湯禀父腎燥者六味地黄丸兒有積熱小便出血者實熱用清心蓮子飲虛熱用六味地黄丸大便出血者犀角地黄湯風邪外侵者倉廪散病後元氣下陷者補中益氣湯糞前見血者四君加黄連製吴茱萸糞後見血者四君加吴茱萸製黄連若嬰兒以治母爲主餘當臨症制宜

治驗

一小兒七歲食菱芡過多腹脹發熱大便不通小便下血先

用消積丸大便即道小便血止又用保和丸及異功散而愈
一小兒因乳母飲酒小便出血用八正散去大黄加乾葛山梔漏蘆母子服之並愈
一小兒小便見血或咳血衄血此脾肺虚熱食後用聖濟犀角地黄湯食前用六味地黄丸頓愈後因食厚味復作用加味清胃散及六味丸而愈
一小兒禀父氣不足不時便血用六味地黄丸補中益氣湯而愈後因母飲酒炙煿復致前患母復加味清胃散子服地黄丸而愈
一小兒便血兩足發熱齒齦潰臭朝用六味地黄丸夕用異功散加蕪荑月餘漸愈乃佐以補中益氣湯而愈
一小兒禀父腎虚便血作渴足熱形瘦用六味丸尋愈後出

痘第四日兩足發熱作渴飲冷以前丸料煎與恣飲三劑後足凉渴止其痘安然而靨

一小兒便血面青脇痛小便頻數此肝木侮脾土而不能統攝也用異功散加柴胡炒黑龍膽草二劑肝症頓退仍用異功散而血止

一小兒便血發熱作渴飲冷用黃連解毒湯一劑熱服諸症頓愈後因飲食過傷下血甚多發熱倦怠飲食少思先用補中益氣湯元氣復而飲食增又用四君加升麻而愈

一小兒便血作渴少食先用七味白朮散渴止食進又用補中益氣湯而瘥後食生冷腹脹便秘用保和丸二便下血或時發搐此脾氣傷而肝火動也用異功散加鈎藤鈎柴胡而搐止又加升麻木香而血止

一小兒食生冷果品腹脹作痛大便不利小便尿血用茯苓散加黃連二劑大便通而尿血愈

一小兒尿血兩足發熱用六味地黃丸而愈後患痢久不愈復尿血作渴飲冷以前丸料煎服兼用補中益氣湯而愈

一小兒尿血面青腹痛小便頻數用五味異功散加柴胡炒黑龍膽草次用地黃丸而愈

一小便久患便血屬脾胃虛熱也諸藥不應用人參二兩炒黑黃連吳茱萸各半兩為末米糊作丸佐以補中益氣湯頻痊

一小兒便血面黃腹脹用四味肥兒丸及補中益氣湯加吳茱萸製黃連木香蕪荑三十餘劑而愈至夏間患血痢發熱熾熱手足浮腫仍用前藥而痊

小兒八歲腹脹臍凸大便下血如痢小便色赤似血面目

皆黃兩腮色赤此食積所傷而肝侮之也[illegible]能生腎故有是症當先消導積滯遂用越鞠湯下四服二便通利又用大安丸二服下血亦止

一小兒[illegible]食發熱腹脹小便下血服保和丸四服而愈

一小兒十一歲因勞發熱尿血小便不利先用清心蓮子飲二劑後用補中益氣湯加山梔而痊

一小兒便血服寒藥過多腹脹小便不利其血益甚余朝用補中益氣湯夕用金匱加減腎氣丸而痊

甘露飲治小兒胃中客熱齒齦腫爛時出膿血及目赤腫痛口瘡喉腫或身面皆黃大便不調小便黃澀

熟地黃　麥門冬去心　枳殼炒　茵陳　甘草炙
枇杷葉　石斛　黃芩炒　生地黃　天門冬去心炒各等分

右為末每服二錢水煎服

聚金丸　治大便下血發熱煩躁腹中熱痛作渴妄言舌澀目昏其脈弦數

黃連一兩水浸晒乾一兩灰火煨一兩炒一兩生用　黃芩　防風各一兩

右為末每服二錢水煎服

愚按前方若肝脾積熱吐血衄血便血發熱作渴大便秘小便赤者宜用之若熱既退而作瀉下血未止或日晡益甚者陰血虛也用四物參朮主之若熱既退飲食少思或體倦息脾氣虛也用四君子當歸主之若誤用前方則誤多矣

清生犀角地黃湯　治傷寒溫病失於表汗致內有瘀血吐血面色黃大便黑及瘡痘出多以此解之

犀角　牡丹皮各一兩　生地黃八錢　赤芍藥七錢

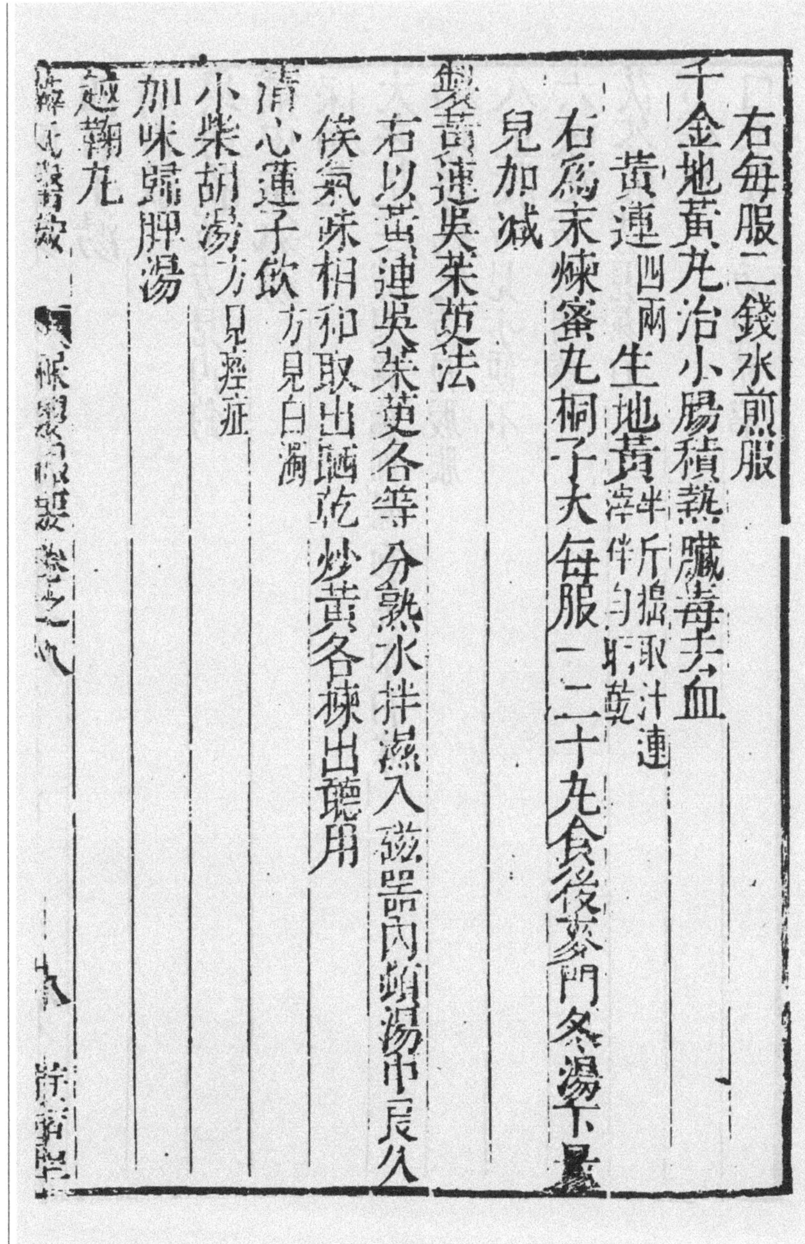

右每服二錢水煎服

千金地黃丸治小腸積熱臟毒去血

黃連四兩　生地黃半斤搗取汁連滓拌勻晒乾

右爲末煉蜜丸桐子大每服一二十丸食後麥門冬湯下量見加減

製黃連吳茱萸法

右以黃連吳茱萸各等分熟水拌濕入磁器內頓湯中良久候氣味相和取出曬乾炒黃各揀出聽用

清心蓮子飲方見白濁

小柴胡湯方見痓症

加味歸脾湯

越鞠丸

四君子湯

清胃散

異功散五方見內釣

補中益氣湯

保和丸

大安丸三方見虛羸即保和丸加白术

加減腎氣丸方見腹脹

八正散方見小便不

六味丸方見腎臟

茯苓散方見尿白

下積丸

白术散二方見積痛

四味肥兒丸方見寒吐

大便不通

嬰童百問云：小兒大便不通，乃肺與大腸有熱，以致秘結不通，用清凉飲之類；若飲食夾驚及積滯而不通者，用大連翹飲之類；驚風積熱而不通者，用掩臍法。此皆治實熱之例也。余嘗治之，因乳母或兒膏粱積熱，及六淫七情鬱火傳兒爲患者，用清邪解鬱之劑；禀賦怯弱，早近色慾，大便難而小便牽痛者，用滋補肺腎之劑。褚氏遺書云：男子精未滿而御女以通其精，則四體有不滿之處，異日有難狀之疾；老人陰已痿而思色以降其精，則精不出而內敗；精已耗而復竭之，則大小便牽痛如淋。今童子即有此患，益見今人所禀與古人大徑庭矣。人之血氣厚薄既殊，而醫之用藥療法，又豈可泥執古方而無加減之變乎？

治驗

一小兒食膏粱之味大便不通飲冷發熱用清涼飲加大黃而通後飲食停滯腹痛大便不通用保和丸而痛止再煎檳榔湯送保和丸一服而便通

一小兒食粽停滯大便不通痛不可忍手足發搐用大柴胡湯調酒麯末一錢下滯穢甚多作嘔不食用五味異功散加升麻柴胡而愈

一小兒大便不通審乳母飲食厚味所致用清胃散以治母熱兒間飲以一二匙而愈後乳母感寒腹痛食薑酒之物兒大便秘結兼便血仍用清胃散每日數匙而愈

小兒因乳母暴怒大便不通兒亦患之兼用加味小柴胡湯兒先用保和丸二服後用五味異功散加升麻柴胡兒日

飲散見齒痛

大柴胡湯方見痙症

神芎丸方見驚風

六味丸方見腎臟

清胃散方見內釣

小便不通

東垣云小便不利有在氣在血之異夫小便者足太陽膀胱之所主長生於申申者金也金能生水肺中伏熱水不能生是絕小便之源也治法用清燥金之正化氣薄之藥茯苓豬苓澤瀉琥珀燈心通草車前瞿麥萹蓄之類皆為淡滲能泄肺中之熱而滋水之化源也若不渴熱在下焦是熱澀其流而溺不泄也須用氣味俱厚陰中之陰藥治之二者之病一居上焦在氣分

而必渴一居下焦在血分而不竭血中有濕故不渴也二者之殊至易分別耳竊謂前症若津液偏滲於腸胃大便瀉利而小便澁少者宜分利若熱蘊於下焦津液燥而小便不行者宜滲泄若脾胃氣澁不能通調水道者宜順氣若乳母肝心二經有熱者用梔子清肝散肝經怒火者用柴胡梔子散若因乳母曾服燥劑而致者用四物麥門甘草數劑而黃者用四物加山茱萸黃柏知母五味麥門肺虛而短少者用補中益氣加山藥麥門陰挺痿痺而頻數者用地黃丸熱結膀胱而不利者用五淋散脾肺燥不能化生者用黃芩清肺飲膀胱陰虛陽無以生而淋瀝者用滋腎丸若膀胱陽虛陰無以化而淋瀝者用六味丸若因乳母厚味酒麵積熱者用清胃散五淋散仍參諸淋覽之

治驗

一小兒十四歲肢體倦怠發熱晡熱口乾作渴吐痰如涌便淋瀝或面目赤色身不欲衣此稟賦腎虛陰燥也用補中益氣湯加減八味丸而愈

一小兒五歲小便不利用五苓散分利滲泄之藥益加不通小便陰囊漸腫先兒謂前藥復損真陰也用六味丸料加牛膝肉桂車前子佐以補中益氣湯而痊

一小兒八歲先小便澁滯服五苓散益甚加木通車前之類腹脹吐痰加枳殼海金砂而胸滿陰腫遍身發浮余用六味丸煎送滋腎丸而痊此皆稟父氣所致其作濕熱痰氣治之而没者多矣

一小兒八歲先因小便黃赤服五苓導赤等散後患便血余以爲稟賦虛熱也用六味丸及補中益氣湯而痊

木通散　治小便不通，少腹作痛。

木通　滑石各一兩　牽牛半兩，炒

右爲末，燈心、葱白水煎，空心服。

八正散　治蘊熱咽乾，口燥大渴，引飲，心忪面熱，煩躁不寧，目赤睛疼，或咽舌生瘡，小便赤閉，及熱淋血淋。

車前子　瞿麥炒　大黄麵裹煨　山梔　滑石　萹蓄

木通　甘草炙，各一兩

右爲末，每服二三錢，入燈心水煎，食前服。

梔子仁散　治小便不通，臍腹脹悶，心神煩熱。

梔子仁五枚　茅根　冬葵子各半兩　甘草炙，二錢

右爲末，每服一錢，水煎，空心服。

梔子清肝散

柴胡梔子散二方見發熱　即柴胡清汗散

補中益氣湯方見虛羸

黄芩清肺飲方見百晬内　散

加減滋腎丸方見腹脹

瀉胃散方見内釣

四物湯方見急驚

五苓散方見五淋

六味地黄丸方見腎臟

諸淋

夫小兒諸淋者腎與膀胱熱也二經相爲表裏俱主水道水入小腸下行於胞則爲溺若膀胱熱則津液内涸水道不通腎氣熱則小便淋瀝或少腹引臍而痛夫淋有五石淋者腎熱化石

内寒水道蘊引膀胱氣淋者肺氣壅熱小腹脹滿小便澁滞熱淋者三焦有熱傳入腎膀胱流入於胞小便赤澁血淋者心熱血散失其常經溢滲入胞寒淋者膀胱氣冷與正氣交爭寒戰氣解是也亦有因姙母肝熱及乳母恚怒者當分五臟蓄熱治之若心臟有熱者柴胡梔子散大便不通瀉青丸脾臟有熱者瀉黄散脾氣不足異功散脾氣下陷補中益氣湯肺臟有熱者瀉白散肺氣虚熱異功散加炒黑山梔腎臟有熱者地黄丸或因乳母肝經熱者用梔子清肝散恚怒者用柴胡清肝散乳母厚味者用加味清胃散心小腸熱者用清心蓮子飲或兒早近色慾小便澁滞或作痛及更去後大小便牽痛者皆屬肝腎不足也用六味地黄丸補中益氣湯加牛膝車前肉桂末應當參五臟所勝不可輕用滲泄寒涼之藥大損胃氣仍參前小便不

通症覽之

治驗

一小兒小便不通服五苓之類不應顴間及左腮色赤此肝腎虛熱也用四物山梔及地黃丸而愈後因感冒發汗小便仍不利余用補中益氣湯加麥門五味而安

一小兒小便不利莖中澁痛時或尿血此禀父腎熱爲患也先用五淋散以疏導又用滋腎丸地黃丸滋肝腎漸愈後出痘色紫小便短赤顴間右腮或赤或白用補中益氣湯六味地黃丸前症並愈

一小兒小便不利衄血鼻色赤屬脾肺有熱也用濟生犀角地黃湯而愈後顴間常赤作渴有痰此禀賦腎氣不足用地黃丸而諸症痊

一小兒十五歲所賦壼怯且近女色小便滴瀝誤服五苓散之類大小便牽痛幾至不起用六味丸而愈

金砂散治小便淋瀝不通

鬱金　海金砂　滑石　甘草各等分

右爲末每服一錢煎地膚子湯調下燈心木通亦可

又方冬瓜最治實熱小便不通內熱口渴

立効散治小兒諸淋不通莖中作痛

木通　甘草　王不留行　胡荽　滑石

海金砂　山梔子　檳榔各等分

右每服一錢水煎

五淋散治膀胱有熱水道不通或小腹腫脹

赤茯苓　赤芍藥各五分　山梔炒　當歸各一二分

甘草二分

右用燈心十根水煎

木通散方見小便不通

導赤散方見心臟

瀉青丸方見肝臟

瀉黄散方見脾臟

四物湯方見急驚

清胃散

異功散二方見內釣

補中益氣湯方見虛羸

瀉白散方見肺臟

地黄丸方見腎臟

柴胡清汗散

梔子清肝散二方見發熱即柴胡梔子散

滋腎丸方見腹脹

清心蓮子飲

茯苓散二方見白濁

五苓散方見五淋

聖濟犀角地黃湯方見尿血便血

遺尿

巢氏云腎主水與足太陽相爲表裏經曰膀胱者州都之官津液藏焉卧則陽氣内收腎與膀胱之氣虛寒不能約制故睡中遺出内經謂膀胱不約爲遺是也用破故紙散益智散雞腸散之類主之亦有熱客於腎干於足厥陰之經廷孔鬱結而氣血

不能宣通則痿痺而無所用故液滲入膀胱而漩溺遺矢者用六味地黄丸虚熱亦用前丸脾肺氣虚者用補中益氣湯加補骨脂山茱萸

治驗

一小兒眼胞微腫欬嗽惡心小便泔白余謂脾疳食積也用五味異功散佐以四味肥兒丸而愈後不節飲食視物不明余曰目爲五臟之精脾胃復傷須補養爲主不信乃復峻厲之劑變慢脾風竟爲不起

一小兒三歲素遺尿余視其兩頦微赤此禀受腎與膀胱二經陰虚也與六味丸復之赤色漸退而遺尿亦愈

一小兒四歲飲食少思便泄腹痛素遺尿額頦青黒雖盛暑而惡風寒余謂經云熱之不熱是無火也用八味丸治之諸

症悉愈

破故紙散治膀胱虛冷夜間遺尿或小便不禁

破故紙　爲末每服一錢熱湯調下

湯氏雞腸散治小便不禁睡中遺出

雞腸草一兩　牡蠣粉三錢　龍骨煅　麥門冬去心　白茯苓

桑螵蛸炙各半兩　右爲散每服一錢棗水煎

又方五倍子炒焦爲末每服半錢白湯調下或糊丸米湯送下

益智散方見潮熱即益智丸

補中益氣湯方見虛羸

異功散方見內釣

四味肥兒丸方見熱吐

六味地黃丸

加減八味丸二方見腎臟即六味丸加五味子肉桂

白濁

仁齋曰小兒尿白久則成疳此因心膈伏熱或乳哺失節傷脾使清濁不分故也全嬰方云小便初溺微赤良久白濁者乃熱疳之症也初溺黃白良久白濁者冷疳之症也灸者益黃散熱者牛黃丸冷熱相兼者蘆薈丸純下白濁者君朴丸諸失津液欲成疳而小便白者茯苓散小便如泔或良久變白亦有脾虛食積濕熱下注者先用茯苓散五七服次用四味肥兒丸若乳食少思或腹肚脹大小便頻數此脾虛元氣下陷也朝用五味異功散夕用四味肥兒丸若肥體色黃小便不調髮黃脫落鼻下瘡痍嗜土少食大便青褐者用梔子茯苓湯仍審其乳母飲食七情治之

治驗

一小兒發熱懶食小便良久變白余用四味肥兒丸即愈或誤以爲積熱用清涼祛逐之劑形體頓弱虛症悉至小便如泔用補中益氣湯及四味肥兒丸而愈

一小兒面色痿黃眼胞微腫作渴腹脹飲食少思小便澄白大便不實此脾疳之症也用四君子加山梔蕪荑兼用四味肥兒丸而愈

一女子小便或黃或白後前陰作痒出水此肝經濕熱先用龍胆瀉肝湯一劑又以加味逍遥散加龍胆草而愈

一小兒兩耳後腦下各結一核小便白濁面色痿黃體倦口乾大便不調用蘆薈丸而愈後鼻外生瘡作痒小便仍白視物不明用四味肥兒丸而愈

一小兒白濁兩耳內耳外生瘡膿水淋漓用大蘆薈丸十劑愈後遍身如疥肌體消瘦發熱作渴大便酸臭小便白濁用九味蘆薈丸五味異功散而愈

一小兒白濁形氣甚虛發熱作渴余謂肝腎虛熱也用大蘆薈丸地黃丸而愈畢姻後小便仍白晡痰發熱形氣益虛用大劑益氣湯六味丸各五十餘劑而愈

一小兒白濁發熱口乾體瘦骨立余謂腎經虛羸朝用補中益氣湯夕用六味地黃丸而愈後兩目或生白翳面黃浮腫小便仍白此變肝脾疳症用四味肥兒丸月餘漸瘥

君朴丸治小兒小便白濁久則黃瘦不長肌肉

史君子（煨） 厚朴（製） 黃連（各一兩） 木香（三錢）

右為末蒸餅糊丸桐子大每服一二十丸米湯下

茯苓散治乳食傷脾或心經伏熱小便白濁

三稜煨　蓬术煨　砂仁　赤茯苓各半兩　青皮　陳皮

滑石　甘草各一錢五分　右為末每服一錢燈心湯調下

三稜散治小兒尿白久則成疳宜補脾消食化積

三稜　蓬术各一兩炒　益智仁　甘草　神麴炒　麥芽

橘皮各半兩　右為末每服一錢白湯點下

分清飲治小便餘瀝并赤白濁

益智仁　川萆薢　石菖蒲鹽炒　烏藥　茯苓

白芍藥各三分　右入燈心水煎

清心蓮子飲治發熱口乾小便白濁夜則安靜晝則發熱

黄芩　麥門冬　地骨皮　車前子　甘草各三錢半

石蓮肉　茯苓　黄芪　柴胡　人參各二錢五分

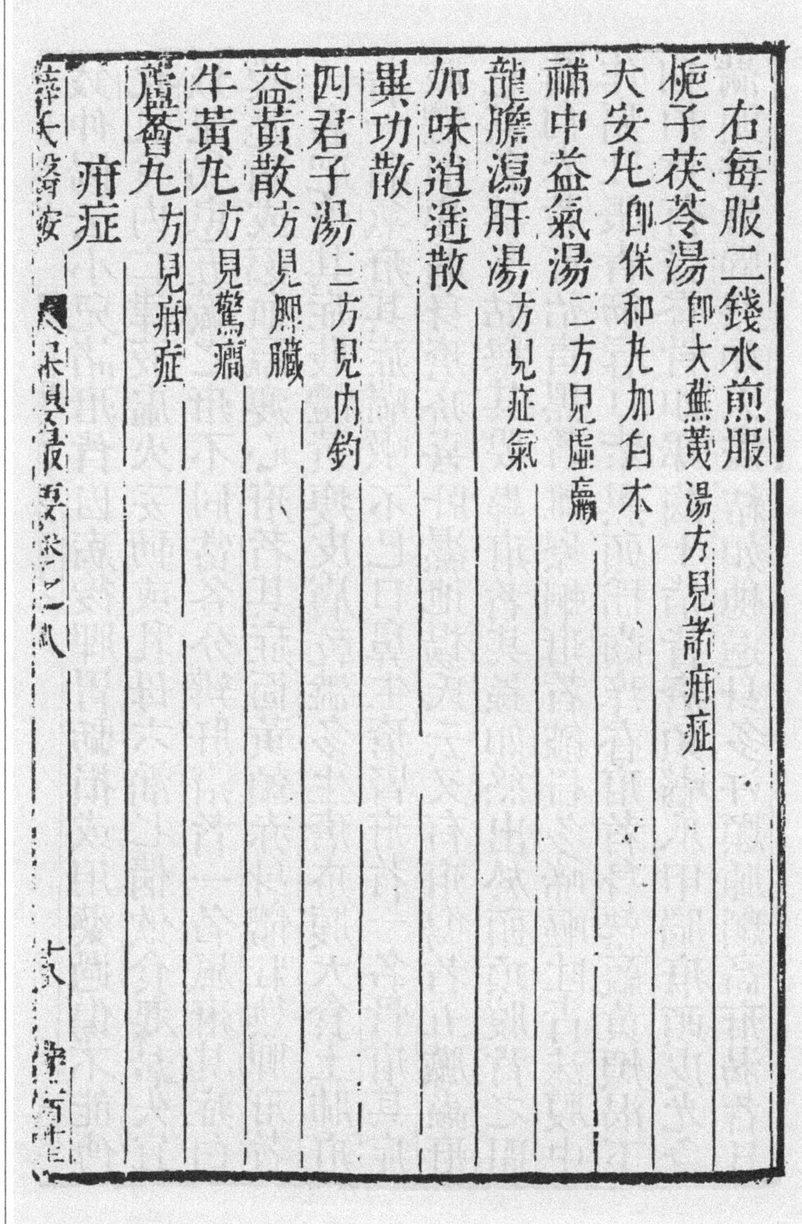

右每服二錢水煎服

梔子茯苓湯　即大蕪荑湯方見諸疳症

大安丸　即保和丸加白朮

補中益氣湯　二方見虛羸

龍膽瀉肝湯　方見疝氣

加味逍遙散

異功散

四君子湯　三方見內釣

益黃散　方見脾臟

牛黃丸　方見驚癇

蘆薈丸　方見疳症

疳症

錢仲陽云小兒諸疳皆因病後脾胃虧損或用藥過傷不能傳化乳食内亡津液虚火妄動或乳母六淫七情飲食起居失宜致兒為患五臟之疳不同當各分辨肝疳者一名風疳其症白膜遮睛或瀉血羸瘦心疳者其症面黄頰赤身體壯熱脾疳者一名肥疳其症肢體黄瘦皮膚乾澁多生瘡疥腹大食土肺疳者一名氣疳其症喘嗽不已口鼻生瘡腎疳者一名骨疳其症肢體削瘦遍身瘡疥喜卧濕地楊氏云又有疳傷者五臟蟲疳也其名甚多姑舉其要蟲疳者其蟲如絲出於頭項腹背之間黄白赤者可治青黑者難療蛔疳者皺眉多啼嘔吐青沫腹中作痛肚脹青筋唇口紫黑頭搖齒痒脊疳者身熱羸黄煩渴下利拍背有聲脊骨如鋸齒十指皆瘡頻嚙爪甲腦疳頭皮光急滿頭併瘡腦熱如火髮結如穗遍身多汗顖腫顖高疳渴者日

則煩渴飲水不食夜則渴止疳瀉者毛焦唇含額上青紋肚脹腸鳴瀉下糟粕疳痢者停積宿滯水穀不聚瀉下惡物疳腫者虛中有積肚腹緊脹脾復受濕則頭面手足虛浮疳勞者潮熱往來五心煩熱盜汗骨蒸嗽喘枯悴渴瀉飲水肚硬如石面色如銀無辜疳者腦後項邊有核如彈丸按之轉動軟而不疼其內有蟲不速針出則內食臟腑肢體癱疽便利膿血壯熱羸瘦頭露骨高相傳兒衣夜露爲鴟鳥羽所汚亦致此症若手足極細項小骨高尻削體痿腹大臍突號哭胸陷名丁奚若虛熱往來頭骨分開翻食吐蟲煩渴嘔穢名哺露若牙齒蝕爛名走馬疳蓋齒屬腎腎虛受熱疳火上炎致口臭齒黑盛則齦爛牙宣大抵其症雖多要不出於五臟治法肝疳用地黄丸以生腎心疳用安神丸以治心異功散以補脾脾疳用四味肥兒丸以治

疳五味異功散以生土肺疳用清肺飲以治肺益氣湯以主金腦疳亦用地黄丸無辜疳用大蕪荑湯蟾蜍丸丁奚哺露用肥兒丸大蘆薈丸走馬疳敷雄黄散服蟾蜍丸若作渴瀉痢腫脹勞瘵等類當詳參方論而治之蓋疳者乾也因脾胃津液乾涸而患在小兒爲五疳在大人爲五勞總以調補胃氣爲主

治驗　更參肛門作痒

陳職方孫三歲面頬患瘡沿蝕兩目肚大青筋小便澄白此肝疳之症也用大蕪荑湯二劑而愈

陳司廳子遍身生瘡面色痿黄腹脹内熱大便不調飲食少思倦怠口乾爲肝脾疳症用大蘆薈丸不月而痊

陳工部長孫腹内一塊小便不調或用行氣破血等藥發熱口乾體瘦懶食面黄兼青幾成瘵症以補中益氣湯煎送大

蘆薈丸四服又用前湯加車前子煎送六味丸四服又用清肝生血之藥而痊

一女子十二歲目生白翳面黄浮腫口乾作瀉用四味肥兒丸而痊

一小兒頭搖目劄口渴下血此肝經血虛風熱也用地黄丸而痊若肝經實熱兼用瀉青丸蓋虛則補其母實則瀉其子

一小兒十一歲兩耳後腦下各結一核色不變不痛而面色痿黄體倦口乾去後不調用蘆薈丸治之諸症頓愈

一小兒鼻外生瘡不時揉擦延及兩耳又一小兒視物不明鼻内或痒或生瘡用四味肥兒丸並愈

一小兒水入耳内耳外生瘡膿水淋漓經歲不愈余謂肝火上炎用大蘆薈丸而愈

一小兒遍身如疥或痒或痛肌體消瘦日夜發熱口乾作渴大便不調年餘不愈用九味蘆薈丸而愈

一小兒數歲腦後並結二核肉色如故亦不覺痛用大蘆薈丸以清肝脾佐以地黃丸補腎水形體健而核自消

一小兒腹内結塊小便不調此肝經内疳也用龍胆瀉肝湯及大味蘆薈丸而痊

一小兒自生後兩目赤腫或作痒或生翳此胎禀肝火用蘆薈六味地黃丸而痊

一小兒患瘰癧小便頻數兩目連劄作嘔少食泄瀉後重用補中益氣湯六味地黃丸漸愈佐以蘆薈丸而痊

一小兒食泥土困睡泄瀉遍身如疥此脾經内外疳也用六君子湯肥兒丸而愈

一小兒面黄頰赤發熱作渴睡中驚悸此心經内外疳也用秘旨安神丸而痊

一小兒患前症兼掌心發熱遍身如疥用安神肥兒二丸而愈

一小兒咳嗽寒熱咽喉不利鼻上有瘡久不結痂此肺經疳症也用地黄清肺飲而痊

一小兒下疳潰痛爪黑面黧遍身生疥此肝經内外疳也用地黄蘆薈二丸而愈

史少參幼子二歲項後結核不時仰叫或以爲熱瘡内潰用針决之服消毒之藥後曲腰啼哭余謂此名無辜疳仰身而哭外病症也腰哭而啼内病症也元氣敗矣果殁

一小兒四肢消瘦肚腹漸大寒熱嗜卧作渴引飲此肝脾疳症名丁奚哺露用白术散爲主佐以十全丹月餘諸症漸愈

乃以異功散加當歸及六味丸而痊

一小兒患疳虛症悉具熱如火灸病狀不能盡述朝用異功散夕用四味肥兒丸月餘諸症稍愈佐以九味地黃丸自能行立遂朝以六味地黄丸夕以異功散及蝦蟆丸而痊

一小兒四肢消瘦肚腹脹大行步不能作渴發熱去後臭穢以十全丹數服諸症漸愈又用異功散肥兒丸調理漸愈

大蘆薈丸治疳殺蟲和胃止瀉

胡黃連　黃連　白蕪荑去扇　蘆薈　木香

青皮　白雷丸破開赤者不用　鶴虱微炒各半兩　麝香二錢另研

右為末粟米飯丸菉豆大每服一二十丸米飲下忌按前方肝肺疳積食積發熱目生雲翳或疳熱頸項結核或耳內生瘡肌體消瘦發熱作渴飲食少思肚腹膨脹或牙齦蝕落頰

顋腐爛陰囊玉莖生瘡或胸脇小腹作痛並効內青皮以龍膽草代之麝香不用丸効

六味肥兒丸消疳化蟲退熱

黃連　陳皮　川練子去核炒　神麯炒　麥蘗炒各二兩

白蕪荑半兩

右為末糊丸麻子大每服一二十丸空心米飲吞下

愚按前方又治脾疳飲食少思肌肉消瘦肚大頸細髮稀成穗項間結核發熱作渴精神倦怠大便酸臭嗜食泥土或口鼻頭瘡肚見青筋嚙齒下痢便白五疳用此丸加乾蟾一兩蕪荑五錢丸妙

蚵蟆丸治無辜疳症一服虛熱退二服煩渴止三服瀉痢住

蟾蜍一枚夏月溝渠中腹大不跳不鳴身多癩癗者

右取糞蛆一杓置桶中以尿浸之桶上要乾不令蟲走出却將蝦蟆撲死投蛆中食一晝夜以布袋盛置浸急水中一宿取出瓦上焙爲末入麝一字粳米飯搗丸麻子大每服二十丸米飲下

愚按前方又治無辜疳症面黃壯熱不食舌下有蟲或腦後有核軟而不痛中有粉蟲隨氣流散侵蝕臟腑便滑膿血日漸黃瘦頭大髮竪手足細軟變生天瘹猢猻鷄口木舌懸癰重腭着噤臍風撮口重舌龜背龜胸一十二種敗症急用蟾蜍丸大蕪荑湯治之多有生者

生熟地黃湯治疳眼閉合不開

生地黃　熟地黃各半兩　川芎　赤茯苓　枳殼麩炒

杏仁去皮　川黃連　半夏麯　天麻　地骨皮

甘草（各二錢五分）　右每服二錢黑豆十五粒薑水煎服

嚏疳散治疳

蘆薈　黃連（各一錢）　瓜蒂　豬牙皂角　蝦蟆灰（各五分）

麝香（少許）　右爲末吹入鼻嚏則可療

脂連丸治五疳潮熱腹脹髮焦

胡黃連（半兩）　五靈脂（一兩）

右爲末豬膽汁丸麻子大米飲下

茯苓丸治心疳驚疳

茯神　蘆薈　琥珀　川黃連（角）　赤茯苓（各三錢）

鈎藤皮　遠志肉　蝦蟆灰（各三錢）　石菖蒲（一錢）　麝香（少許）

右爲末粟米丸麻子大薄荷湯下

神効換肌丸治脾疳肌瘦潮熱盜汗泄瀉糟粕頭大腹急

川黄連炒 鱉甲酒炙 肉荳蔻煨 史君子麵裹煨 神麴炒

麥芽炒各半兩 訶子肉一錢半 麝香五分

右為末糊丸芥子大米湯下

天麻丸治肝疳風疳疳眼

青黛 川黄連 天麻 五靈脂 夜明砂微炒

川芎 蘆薈各二錢 龍胆草 防風 蟬退去足各一錢半

全蝎二枚焙 麝香少許 乾蟾頭炙焦三錢

右為末猪膽汁浸糕丸麻子大每服十丸薄荷湯下

化䘌丸治諸疳生蟲不時啼哭嘔吐清水肚腹脹痛唇口紫黑

腸頭濕䘌

蕪荑 蘆薈 青黛乾 川芎 白芷梢

胡黄連 川黄連 蝦蟇灰各等分

右爲末豬膽汁浸糕糊丸麻子大每服一二十丸食後臨臥杏仁煎湯下其鼻常用熊膽煎湯筆蘸洗俟前藥各進數服却用青黛當歸赤小豆瓜蒂地榆黃連蘆薈雄黃爲末每吹入鼻

靈脂丸治脚疳食疳

白荳蔻　麥芽炒　五靈脂　宿砂　蓬术煨

青皮　橘紅　史君子各二錢焙　蝦蟆三錢炙焦

右爲末米糊丸麻子大每服十丸米湯下

下蟲丸治疳蛔諸蟲

新白苦楝根皮酒浸焙　絲包貫衆　木香　桃仁浸去皮焙

蕪荑焙　雞心檳榔各二錢　鶴虱一錢炒　輕粉五分　乾蝦蟆炙焦二錢　史君子五十取肉煨

右爲末麵糊丸麻子大每服一二十丸天明清肉汁下内加

當歸　川連各二錢五分

龍膽丸　治腦疳腦熱瘡

龍膽草　升麻　苦楝根皮焙　赤茯苓　防風

蘆薈　油髮灰各二錢　青黛乾　黄連三錢各

右為末，猪胆汁浸糕糊丸麻子大，薄荷湯下，仍以蘆薈末入鼻

黄連丸　治疳勞

黄連半兩，淨，猪膽汁浸晒　石蓮　瓜蔞根　杏仁浸，去皮，焙

烏梅肉各二錢

右為末，牛膽汁浸糕糊丸麻子大，煎烏梅薑蜜湯下

香蔻丸　治疳瀉

黄連三錢，炒　肉荳蔻　木香　訶子肉煨　砂仁

茯苓各一錢　右為末，飯丸麻子大，米飲下

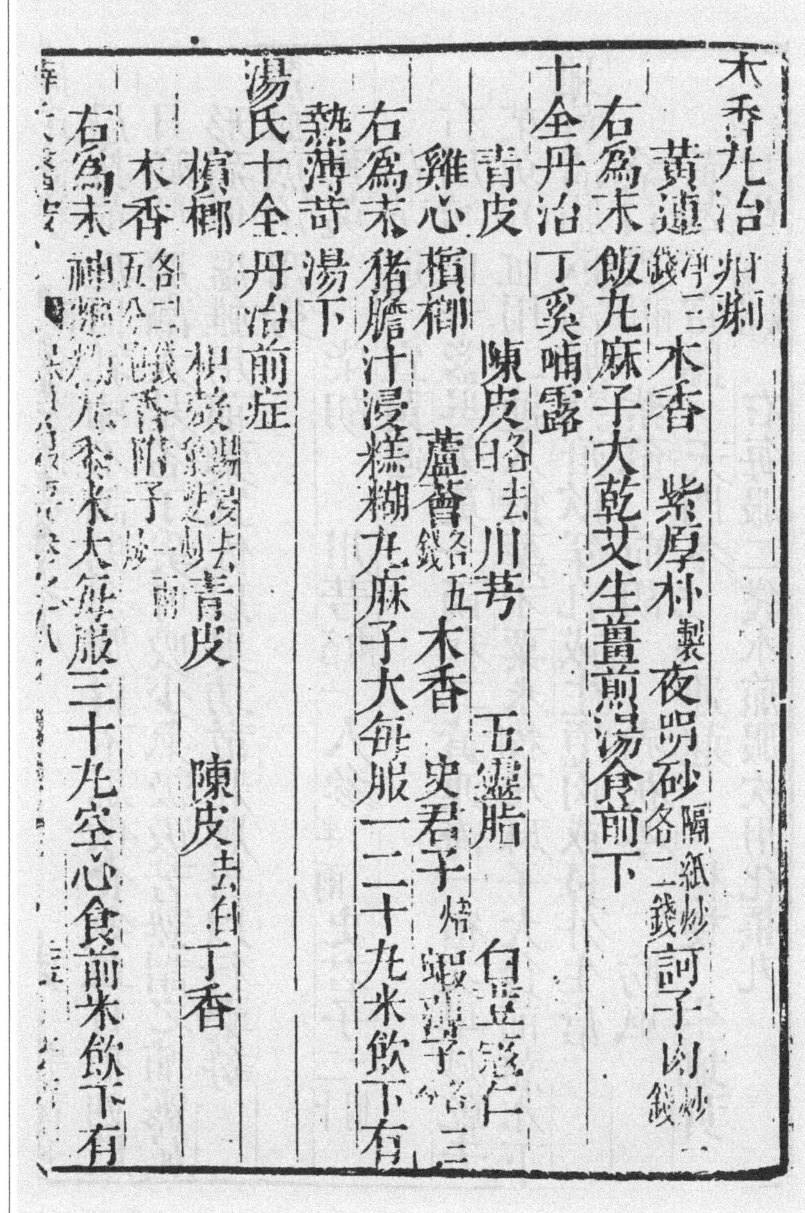

木香丸治疳痢

黄連净三錢 木香 紫厚朴製 夜明砂隔紙炒各二錢 訶子肉炒錢

右為末飯丸麻子大乾艾生薑煎湯食前下

十全丹治丁奚哺露

青皮 陳皮各去白 川芎 五靈脂 白豆蔻仁

雞心檳榔 蘆薈各五錢 木香 使君子焙 蝦蟆灰各三分

右為末豬膽汁浸糕糊丸麻子大每服一二十丸米飲下有

熱薄荷湯下

湯氏十全丹治前症

檳榔 枳殼麩炒去瓤 青皮 陳皮去白 丁香

木香各二錢五分 砂仁 香附子炒一兩

右為末神麯糊丸如黍米大每服二三十丸空心食前米飲下有

愚按前症因乳哺不調傷損脾胃不思飲食氣血日損四肢日瘦肚腹漸大是名丁奚呼吸少氣汲汲苦熱謂之哺露屬形病俱虛雖用前藥宜佐以異功散壯脾胃以行藥勢

鱉血煎治疳勞

蕪荑　柴胡　川芎各一兩　人參半兩　史君子二十個

胡黃連　宣黃連

右用鱉血一盞吳茱萸一兩和二黃連淹一宿次早炒乾去茱萸并血用二連入餘藥末粟米糊丸麻子大食前熱水下

地黃清肺飲治肺熱疳䘌穿孔或生瘜肉或鼻外生瘡

桑白皮炒半兩　紫蘇　前胡　赤茯苓　防風

黃芩　當歸　天門冬去心　連翹　桔梗　生地黃

甘草炙各二錢　右每服二錢水煎服次用化䘌丸

九味地黄丸　治腎疳

熟地黄四錢五分　赤茯苓　山茱萸肉　川練子

當歸　川芎　牡丹皮　山藥　史君子肉二錢

右爲末，煉蜜丸桐子大，每服八十丸，空心溫酒下。

東垣大蕪荑湯　一名梔子茯苓湯　治黄疳土色，爲濕爲熱，當利小便，今反利，知黄色中爲燥，胃經熱也；髮黄脫落，知膀胱腎俱受土邪，乃大濕熱之症；鼻下斷作瘡，上逆行營氣伏火也；能乳，胃中有熱也，寒則食不入；喜食土，胃不足也；面黑色，爲寒爲痹；大便青，寒也；褐色，熱蓄血中；間黄色，腸胃有熱。治當滋榮潤燥，外致津液。

山梔仁三分　黄柏　甘草炙各二分　大蕪荑五分　黄連

麻黄根一分　羌活二分　柴胡三分　防風一分　白朮

茯苓各五分　當歸四分　右水煎服。

硃砂安神丸　治心疳痓忡，心中痞悶

硃砂四錢　黃連　生地黃各半分　生甘草二錢半　蘭香葉二錢燒灰　銅青　輕粉各兩分五　右為末乾敷上

白粉散治疳瘡

海螵蛸三分　白芨二分　輕粉一分

右為末先用漿水洗拭乾傅

六君子湯

異功散二方見內釣

六味丸方見腎臟

四味肥兒丸方見寒吐

瀉青丸方見肝臟

龍膽瀉肝湯方見疝氣

補中益氣湯方見虛羸

白术散方見積滯

二便色白

秘旨云小兒便如米泔或溺停少頃變作泔濁者此脾胃濕熱也若大便泔白色或如魚凍或帶紅黄黑者此濕熱積滯也宜理脾清滯去濕熱節飲食若忽然變青此是驚熱也不必用藥若久不愈用補脾制肝若心膈伏熱則成癖疾大抵多因乳哺失節脾氣有傷元氣下陷或乳母飲食七情所致小便如癖或大便泔白者用四味肥兒丸積滯黄黑者用四君子湯加黄連木香色青日久不復或兼泄瀉或腹痛者用六君子湯加木香芍藥若小便小利大便褐色髮黄脫落鼻下瘡痍用梔子茯苓湯乳食少思胸腹膨脹大便頻數用四味肥兒丸仍審乳母飲食七情主之

治驗

一小兒每食停滯大便色白而頻先用大安丸異功散少加炒黑黄連一二服後小水澄久如泔發熱體倦用四味肥兒丸而愈

一小兒患前症停食發熱先用大安丸而愈後患腹脹午後發熱用五味異功散而瘥

一小兒患前症兼自痢用異功散加升麻柴胡而愈但日晡微熱倦怠用補中益氣湯四味肥兒丸而愈

一小兒患前症服驅逐之劑手足並冷作渴少食此脾氣復傷也用六君升麻柴胡而瀉止又四味肥兒丸而愈

四君子湯

六君子湯

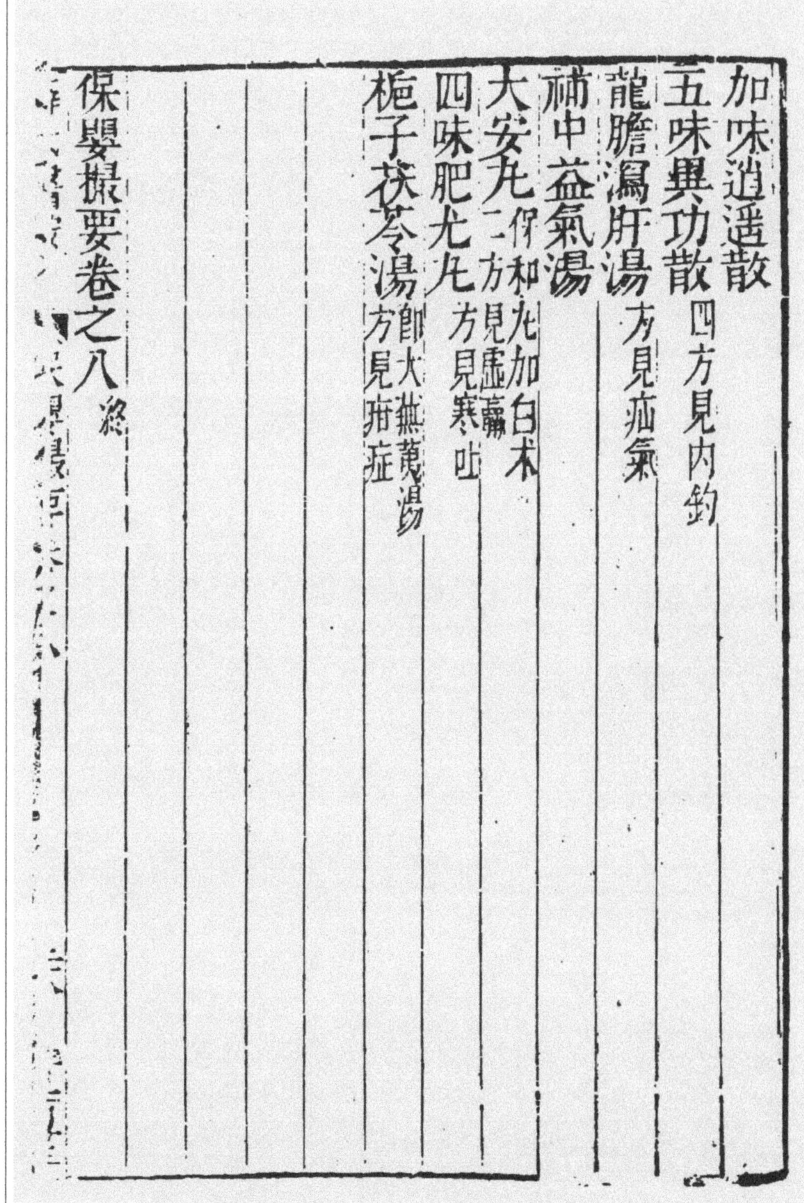

加味逍遥散
五味異功散四方見内釣
龍膽瀉肝湯方見疝氣
補中益氣湯
大安丸二方見虚羸
四味肥兒丸方見寒吐
梔子茯苓湯方見疳症
保和丸加白术即大蕪荑湯

保嬰撮要卷之八終

保嬰撮要卷之八